Die Kosmetiklüge

– oder –

Wie pflege ich mich richtig?

Irrtümer der Kosmetikbranche

und

Ratgeber für eine gesunde Pflege der Haut

Für alle Hauttypen

Welchen Irrtümern der Kosmetikbranche wir
unterliegen

Wer sich in der Kosmetikbranche als Fachkraft
bezeichnet und Beratungen durchführt

Welchen Versprechen der Kosmetikindustrie wir auf
den Leim gehen

Was in herkömmlichen Kosmetika alles drin ist

Worauf wir bei unserer täglichen Pflege achten, bzw.
was wir zur täglichen Pflege verwenden sollten

Wie wir uns unserem Hauttyp gemäß am besten
pflegen

Inhaltsverzeichnis

Vorwort

Mein Name ist Claudia Sybille Wurscher und ich bin Kosmetikerin.
Ich arbeite seit mehreren Jahren in diesem Berufszweig, der sich in seinen Facetten sehr vielseitig zeigt und auch qualitativ starken Schwankungen unterliegt.

Die Wellnessbranche boomt und Kosmetikerinnen, Wellnessspezialisten, Masseurinnen etc. gibt es wie Sand am Meer. Doch wie lässt sich hier Qualität beschreiben, kann man Vertrauen in Institute und Beratungen haben und wie steht es mit den Kosmetikprodukten? Wie kann man als Verbraucher herausfinden, was man tagtäglich als Produkt auf seine Haut aufträgt, geschweige denn, ob dies denn überhaupt der Gesundheit zuträglich ist?

Im Grunde geht es darum, dass die Kosmetikindustrie und Wellnessbranche ein gewaltiges Wachstum in den letzten Jahrzehnten verzeichnet hat und nach wie vor weiter wächst. Es wird massig Geld verdient mit der Eitelkeit der Menschen – vor allem der Frauen – wenngleich auch die Männer langsam beginnen, pflegebewusster zu werden und manche sogar in ihrer Eitelkeit den Frauen um nichts nachstehen.

Cremes und Pflegemittelchen versprechen gesündere, strahlendere Haut, Jugendlichkeit, weniger Fältchen und mehr Ausstrahlung.
Egal für welche Körperpartie, ob es der Hals, die Augen, das Decolleté, die Beine oder der Busen sind, es gibt für jede Zone die richtige Creme oder ein spezielles Serum.

Der Verbraucher fühlt sich meist sehr angesprochen von exklusiven Verpackungen, schönen Bezeichnungen und den großen Namen der Luxusfirmen und es wird ihm suggeriert, dass für die Haut das Teuerste gerade gut genug ist.

Wichtig ist auch der Status und das Prestige, den man mit dem Kauf eines Luxusproduktes gleichsam mit erwirbt, denn es ist für sehr viele Menschen von hoher Bedeutung, sich so etwas Kostspieliges leisten zu können.

Die Kosmetikfirmen profitieren natürlich von ihrem Image, das durch Anzeigen in Frauenzeitschriften und geschickter Werbung erzeugt wird.

Es ist unvorstellbar, welche Unsummen von Geld für diese Produkte und ihre Images ausgegeben werden.

Was ist denn aber dran an den teuren Produkten? Sind diese wirklich so gut, wie die Versprechungen, die uns beim Kauf gegeben werden?

Oder ist es nicht eher so, dass wir häufig belogen werden, nicht fachkundig beraten werden und zum größten Teil auch die Inhaltstoffe der Kosmetika eher lebensgefährlich als der Gesundheit zuträglich sind?

Mit dieser Thematik habe ich mich ausführlich auseinandergesetzt und in meinem Buch dargestellt.

Man findet hier die meisten Irrtümer, denen man als Verbraucher auf den Leim geht und wird über Inhaltsstoffe und deren Problematik aufgeklärt.

Im Anhang finden Sie einen Ratgeber und Anleitung zur gesunden Pflege aller Hauttypen.

Widmung

Dieses Buch widme ich vor allem meinen beiden Kindern, die sehr viel Zeit davon, die eigentlich ihnen zugestanden wäre, unter anderem durch meine intensive Arbeit vermissen mussten.

Doch obwohl ich eine Mutter bin, die sehr viel Energie in ihre Arbeit steckt, vor allem aus Liebe zu meiner Arbeit, aus Leidenschaft und Begeisterung, gibt es für mich persönlich nichts Bedeutsameres als meine Familie.

Vielen Dank auch an meinen Lebensgefährten, der mir durch seine Unterstützung und die Wertschätzung meiner Arbeit erst den Mut machte, mein Buch zu schreiben und es zu veröffentlichen. Vielen Dank, ohne Dich wäre dieses Buch nie entstanden.

Dank auch all denen, die mich auf meinem Weg begleitet haben und mir zu mehr Wissen, Erfahrung und Einsicht in die Zusammenhänge verholfen haben.

Danke für die Gelegenheit, in weiten Bereichen der Kosmetik tätig gewesen sein zu dürfen und dadurch einen guten Gesamtdurchblick erreicht zu haben.

Danke für die Informationen, die mir immer im rechten Augenblick zur Verfügung standen.

Danke für den Reichtum und die Fülle meines Lebens!

Als ich noch jung und gutgläubig war, hatte ich die selben Probleme mit meiner Haut, wie Millionen meiner Mitmenschen. Nein, das ist nicht ganz richtig, ich hatte noch weitere Hautprobleme, denn ich wurde als Säugling und Kleinkind jeden Tag bei 35 Grad gebadet, ja Hygiene war damals schon absolut „in". Ich mache daraus meinen Eltern keinen Vorwurf, es waren einfach die damals gängigen Pflegeempfehlungen, die mich letzten Endes meinen Hydrolipidfilm kosteten.
(Hydrolipidfilm ist ein Wasser-Fettfilm, der die Haut unter anderem vor Austrocknung schützt). So kam es dazu, dass meine Haut vorbelastet war und ich wurde zum gefundenen Fressen für die Kosmetikindustrie.

Als somit neugeborene Neurodermitikerin nahm mein Schicksal seinen Lauf. Es folgten darauf unzählige Besuche bei unterschiedlichen Ärzten. So konnten dann die mir verschriebenen Vaselinecremes, Paraffin und Cortison ihr Übriges tun.
Meine Hautprobleme waren allerdings durch Vaseline und Cortison noch lange nicht beseitigt, eher für kurze Zeit etwas gelindert. Denn man bekämpfte damit nur die Symptome und nicht die eigentlichen Ursachen. Der Zustand meiner Haut verbesserte sich auch nach Jahren dadurch nicht wesentlich und so kam es, dass ich mich wohl selbst auf die lange, lange Suche nach einer guten Pflege machen musste, die meine Haut wieder in Ordnung bringen sollte.

Ich durchkreuzte sämtliche Drogerien, Parfümerien und Apotheken, ließ mich beraten und probierte aus und so spreche ich vielleicht vielen anderen aus dem Herzen, wenn ich das, was ich erlebt habe, hier in meinem Buch beschreibe. Ich tue dies, nicht aus Selbstbeweihräucherung, nein. Und für meine Memoiren bin ich noch zu jung. Ich bin ein Mensch mit all seinen guten und schlechten Seiten und mittlerweile bin ich Kosmetikerin.

Nein, bitte nun keine Vorurteile ihrerseits. Ich bin weder blond, noch heiße ich Susi. Ich habe auch keine überlangen Kunstnägel , keine Piercings und meine Haarfarbe besteht überwiegend aus demselben Ton. Und wenn ich Make Up trage, besteht nicht die Gefahr, dass es bei der nächsten Erschütterung abbröckelt.

Ja, sie kennen bestimmt diese Klischees, so wird die Berufssparte, der auch ich angehöre, häufig umschrieben und so ist es nur zu natürlich, dass ich mich manchmal für meinen Beruf schäme. Nicht, dass mir mein Beruf keine Freude machen würde, nein so ist es absolut nicht, im Gegenteil. Allerdings ist es leider so, dass der Beruf der Kosmetikerin bzw. des Kosmetikers nicht eindeutig definiert ist, keine einheitliche und aufgeklärte Ausbildung vorgeschrieben ist und somit ein hoher Prozentsatz meiner Berufskollegen leider das Thema Haut und kosmetische Produktkunde wenn überhaupt, dann nur am Rande streift, was natürlich die Bildung von Klischees und Vorurteilen verstärkt.

Irrtum Nr. 1: Kosmetikerinnen, Parfümerieverkäuferinnen und Mitglieder der Wellnessbranche sind immer Fachkräfte

Um genauer festzustellen, was eigentlich die Aufgaben bzw. die Tätigkeit einer Kosmetikerin bzw. eines Kosmetikers ausmacht, müssen wir das Tätigkeitsfeld und die Namensgebung einmal genauer betrachten. (Der Einfachheit halber spreche ich ab sofort nur noch von Kosmetikerinnen, nicht um die Herren in unserem Berufszweig zu diskriminieren, sondern weil der Hauptteil der Kosmetikerinnen eben die Frauen sind.)

Fangen wir doch mal mit der Wortbedeutung der Berufsbezeichnung „Kosmetikerin" an. Es ist so, dass das Wort Kosmetikerin von dem griechischen Wort „Kosmos" abstammt, und Ordnung, Schmuck oder Anstand bedeutet. So ist also die Aufgabe der Kosmetikerinnen und Kosmetiker, Menschen zu verschönern, den Körper sowie das Hautbild zu harmonisieren und in Ordnung zu bringen.

Hmmmh...

Ihre Erfahrungen als Verbraucherinnen und Verbraucher fallen dazu bestimmt genauso unterschiedlich aus, wie meine. Zum Einen mag das an den Produkten liegen, die man Ihnen empfohlen hatte und zum Anderen mit der Person der Kosmetikerin oder Beraterin selbst verbunden sein. Zu den Produkten komme ich später noch ausführlich. Und bei den Beraterinnen und Kosmetikerinnen ist das so eine Sache.

Ich weiß, es gestaltet sich schwierig, in eine Person Ihr Vertrauen zu setzen, die ihnen kettenrauchend und blondiert bis zum gewaltsamen Tod jedes einzelnen Haares und solariumverbrannt, mindestens um 20 Jahre älter aussehend gegenübertritt, und Ihnen erzählen möchte, wie sie Ihre Haut jung erhalten. Und ich muss ehrlich sagen, mir ginge es an ihrer Stelle ebenso.

Eine gewisse Vorbildfunktion sollte eine Kosmetikerin auf jeden Fall übernehmen. Das verhält sich genauso wie wenn Sie ein rauchender, Nächte lang durchzechender Arzt über eine gesunde Lebensweise aufklären will. Hier wird die gemeinsame Vertrauensbasis höchstwahrscheinlich auch nicht gerade die allerbeste sein. In manchen Fällen ist es Gott sei Dank auch so, dass Kosmetikerinnen diese Vorbildfunktion übernehmen, leider aber nicht immer.

Andere Mitglieder der Schönheitsbranche stellen sich ganz anders dar.

Stellen Sie sich vor, sie bummeln durch die Einkaufsmeilen von Großstädten wie München, Rom oder Paris mit all den Geschäften, Einkaufspassagen, Leuchtreklamen und all den Verführungen. Ihr Blick schweift umher und verfängt sich irgendwann in einer der großen Leuchtreklamen und sie sind beeindruckt von den großen Namen der Kosmetikhersteller und verschüchtert von den Werbeplakaten mit glamourös gekleideten Frauen und perfekt geschminktem Make-Up.

Die luxuriös ausgestatteten Geschäfte wagt man als Durchschnittsmensch kaum zu betreten, denn dort begegnen uns dann künstlich affektierte Damen, einen Hauch von Arroganz im Blick und Verhalten, der uns bereits beim Betreten des Geschäftes von oben nach unten mustert und dann glauben macht, dass diese zur Schau gestellte Perfektion, die wir hier sehen, für uns dennoch unerreichbar bleibt.

Meist fühlt man sich doch erst recht schlecht und minderwertig nebst soviel kostspieliger und luxuriöser Arroganz, dennoch lassen wir uns so manches Mal dazu verführen, viel zu viel Geld dafür auszugeben, um nur ein kleines bisschen von dieser glamourösen Welt zu erhaschen.

Klar, wer würde nicht gerne seine alltägliche, graue und kleine Welt manchmal eintauschen gegen die vielversprechende Glitzerwelt von Geld, Macht und Überfluss?

Allerdings bezweifle ich, dass eine Haut, die sich Jahr und Tag mit den teuren Glamourprodukten pflegt, lange so gut aussehen wird, wie man uns auf den Plakaten und Geschäften immer vorgaukelt.

Glauben Sie, dass die Verkäuferinnen und Beraterinnen, die in den Geschäften und Parfümerien diese teuren Glamour-Produkte verkaufen, selbst immer so genau wissen, was sie da verkaufen?

Ich kann ihnen versichern, so ist es nicht, das weiß vielleicht der Hersteller.

Viele Verkäuferinnen in den Geschäften greifen ins Regal, ziehen ein hübsches, teures und schön verpacktes Produkt heraus und erzählen den Kunden dann genau das, was die Hersteller, also die Kosmetikfirmen in ihren Produktbüchern vorgeben, beziehungsweise was man ihnen auf den Produktschulungen eingetrichtert hat.

Mehr Ahnung davon, was in einem Produkt wirklich drinsteckt, haben die meisten „Verkaufsberater" leider nicht.

Man könnte zwar meinen, es ginge um die Pflege ihrer Haut, hier aber geht es noch um etwas Anderes, nämlich um Geld, Status und Eitelkeit und bei den Herstellern und Parfümerien geht es um Absatz und Gewinn.

16

Meiner Erfahrung nach bewirken sehr viele Cremes und andere Kosmetika aber genau das Gegenteil von dem, was sie versprechen. Sie sollten die Haut eigentlich pflegen, doch sie machen diese und unseren Körper eher krank.

Es geht mir hier nicht darum, bestimmte Berufssparten zu verteufeln, auch wenn das vielleicht den Eindruck erweckt. Allerdings benutze ich dennoch eine etwas provozierende Art der Darstellung von Situationen und Tatsachen, weil ich gerne aufrütteln möchte.
Wir alle sind nur Menschen, doch diese Oberflächlichkeit und Gutgläubigkeit vor Allem gegenüber der Kosmetik- und Pharmaindustrie ist absolut nicht angebracht, im Gegenteil.
Leider ist allzu viel blindes Vertrauen schon oft enttäuscht worden.

Ebenso wenig angebracht ist aufgrund der unzureichenden Schulungs- und Aufklärungssituation im Moment aber auch unbegrenztes Vertrauen des Verbrauchers in die Kosmetikberaterinnen, Drogerie- und Parfümerieverkäuferinnen (was auch selten vorhanden ist), zumindest solange es keine aufgeklärte Ausbildungs- und Schulungssituation gibt. Diese unbegrenzte Naivität, Oberflächlichkeit und Unachtsamkeit in unserer Branche birgt einige vehemente gesundheitliche Gefahren, und zwar nicht nur für die Haut, sondern für den ganzen Organismus und auch für die Umwelt. Diese Gefahren werden meiner Meinung nach sehr stark unterschätzt und deshalb ist es an der Zeit, umzudenken und wachzurütteln. Die Zeiten haben sich immer schon geändert und so tun sie dies auch heute.

Und der Wandel ist bereits im Gange, viele Menschen denken bereits mehr an ihre Gesundheit und der Bio-Markt wächst nach wie vor.

Es existieren aber dennoch machtvolle Institutionen, Konzerne und Firmen, die aufgrund dessen, dass sie ihre Gewinne schwinden sehen und vielleicht auch aus Bequemlichkeit, an längst überkommenen Strukturen und hier im übertragenen Sinne vor allem an Rezepturen festhalten und zu verhindern versuchen, dass dringend nötige Veränderungen stattfinden.

Was steckt denn in einem Kosmetikprodukt so alles drin? Warum will man hier denn unbedingt an längst überkommenen Rezepturen festhalten?

Und wie findet man ein gutes und verträgliches Kosmetikprodukt, das die Haut gesund erhält und pflegt? Worauf muss man dabei achten? Wie kann man bei der Auswahl seiner Kosmetikprodukte die Spreu vom Weizen trennen?
Ich selbst habe notgedrungen schon ein halbes Leben lang damit verbracht, danach zu suchen, in der Hoffnung, dies auch zu finden. Doch einfach hat sich meine Suche bestimmt nicht gestaltet.

Woran soll man sich denn orientieren? Als Laie hat man doch keine Ahnung davon, was sich in den Kosmetiktiegeln an Inhaltstoffen verbirgt. Und auch ich war früher absoluter Laie, der Beruf der Kosmetikerin ist eigentlich mein dritter Beruf, der so auch wirklich aus Berufung entstanden ist, da mir leider aus gesundheitlichen Gründen gar nichts anderes übrig geblieben ist.

Was habe ich selbst nicht alles ausprobiert, ich kannte sämtliche Regale der Drogeriemärkte, ließ mich beraten in Parfümerien und Apotheken und kam aber dennoch meistens mit einem Produkt nach Hause, das sich nach 1-wöchiger Anwendung als Flop herausstellte.

Und so ging die Suche weiter, es musste doch irgendetwas zur Pflege geben, das auch für meine empfindliche Haut geeignet war, doch immer und immer wieder machte ich dieselbe Erfahrung.

Viele der Produkte brannten nach dem Auftragen auf die Haut wie Feuer, die Haut an meiner Nase war immer wieder gerötet, juckte und schuppte sich.

Alles in Allem fühlte sich meine Haut eher irritiert als gepflegt an.

Und diese Beobachtung machte ich später während meiner Tätigkeit als Kosmetikerin auch bei vielen Kunden.

Extrem irritierte Hautbilder, Entzündungen, periorale Dermatitis, Akne sind sozusagen mein tägliches Brot.

Und ich war mir sicher, dass mit einer verträglichen und konsequenten Pflege viele dieser krankhaften Hautbilder vermieden oder zumindest gelindert werden könnten.

So begann ich vor einigen Jahren, die Inhaltsstoffe in Kosmetika näher zu betrachten. Hierzu gibt es einschlägige Literatur, deren Lektüre ich auch sämtlichen Verbrauchern wärmstens empfehlen kann.

Wären wir alle vielleicht selbst in der Lage, auf die Verpackung von kosmetischen Produkten zu sehen und zu verstehen, wäre vielleicht so manche Lüge schneller entlarvt. Ja, richtig, es gibt seit einiger Zeit auf den Kosmetikprodukten eine tolle

Einrichtung, die sogenannte INCI-Liste (INCI=International nomenclature cosmetic ingredients).

Laut dieser Liste sind alle Hersteller dazu verpflichtet, die Zutaten eines Kosmetikproduktes der Menge nach aufzulisten, und zwar steht am Anfang der Inhaltsstoff mit dem größten Anteil und am Ende der Inhaltsstoff mit dem kleinsten Anteil.

Der Verbraucher als Laie kann aber hiermit sehr wenig anfangen, denn ohne Chemiekenntnisse wird es für diesen nämlich nahezu unmöglich, die lateinischen oder englischen Begriffe und Formulierungen auf der Liste zu verstehen.
Und selbst für die „Frauen vom Fach", die Kosmetikerinnen ist es nicht einfach, aus der INCI-Liste herauszulesen, was so ein Kosmetikprodukt als Inhaltstoffe enthält.
Dennoch gibt es Literatur, wie schon bereits oben erwähnt, um der Sache auf den Grund zu gehen und herauszufinden, worum es sich bei einem verwendeten Inhaltsstoff eigentlich handelt, wofür er eingesetzt wird und welche Gefahren dieser birgt.
(z.B. Öko-Test Kosmetikliste, Kosmetik-Inhaltsstoffe von A – Z von Heinz Knieriemen und Paul Silas Pfyl, Die Bewertung kosmetischer Inhaltsstoffe von Dr. med Ernst W. Henrich und Dr. rer. Nat. Thomas Baumann, Cosmetic Ingredients von Beautyperfect AG, etc.)

Also liegt es vielleicht an der Bequemlichkeit oder am Desinteresse vieler Mitglieder der Schönheitsbranche, dass sie alles für bare Münze nehmen, was ihnen die Kosmetikkonzerne erzählen, ja sogar ungeprüft an die Verbraucher, nämlich ihre Kunden weitergeben? Oder wollen sich manche Beraterinnen oder Berater vielleicht auch gar nicht damit auseinandersetzen, arbeiten diese vielleicht doch manchmal zu oberflächlich? Oder geht es hier nur ums Geschäft, ist dies vielleicht der Grund, warum man nicht mal genauer hinsieht?

Wenn man in diesem Bereich tätig ist, wäre es sicherlich sinnvoll, wenn man sich seiner Verantwortung für den Verbraucher und die Gesellschaft bewusst wäre. Ich bin mir sicher, wenn einige Mitglieder der Schönheitsbranche ihr Produkt mal genauer unter die Lupe nehmen würden, wären sie erschrocken darüber, womit sie ihren eigenen Körper und den Ihrer Kunden Tag für Tag und Jahr für Jahr penetrieren!

Allerdings kann ich verstehen, dass keiner sich Gedanken über die Inhaltsstoffe in einem Kosmetikprodukt machen kann, der anstelle einer kosmetischen Ausbildung nur eine Produktschulung vom Kosmetikhersteller erhalten hat.
Oder, der wie so viele andere im Wellnessbereich sogenannter Quereinsteiger ist.
Letzten Endes ist so jemand von seinem Wissensstand her grundsätzlich nicht in der Lage, etwas zu hinterfragen sondern muss das glauben, was man ihm erzählt. Und die Kosmetikfirmen werden über ihr Produkt bestimmt nichts Negatives sagen, denn diese wollen schließlich ihr Produkt verkaufen.

Es verhält sich sogar manches Mal so, dass jemand, der vorher Taxifahrer, Gastronom oder weiß der Kuckuck was von Beruf war, von einem Tag auf den anderen dazu überschwenkt, Kosmetikberatungen und Hautbildanalysen durchzuführen, ohne dass ihm von gesetzlicher Seite irgendwelche Steine in den Weg gelegt werden würden.

Damit meine ich z.B. sogenannte Partys, auf denen Hausfrauen, Briefträger oder andere Quereinsteiger sich aufschwingen und Kosmetikprodukte verscheppern und so tun, als ob sie Ahnung über Haut und Kosmetika hätten, und mit solch einer Überzeugung, als ob sie wirklich vom Fach wären. Das alles funktioniert hervorragend aufgrund sogenannter Vertriebssysteme, z.B. Multi-Level Marketing.

Und warum funktionieren solche Systeme so gut? Weil das Produkt so gut ist oder der Verkäufer eine so gute Beratung abgibt?

Nein, so ist es wirklich nicht. Es funktioniert deshalb so gut, weil sich mit dem Vertriebssystem Multi-Level-Marketing auf mehrfachen Ebenen Geld verdienen lässt. Wenn ich heute ins Multi-Level Marketing einsteigen würde und Ihnen Cremes verkaufen würde, würde ich an der Creme verdienen und aber auch an den Leuten, die ich dafür anwerbe, ebenso mein Produkt auf Partys zu verkaufen, und wiederum an den Verkäufen derjenigen, die diese dann anwerben…, sie kennen diese Systeme bestimmt bereits selbst.

Finanziell bestimmt ganz lukrativ.

Ist aber deshalb das Produkt selbst immer so gut?

In ganz seltenen Fällen. Oft wird nur mit der Furcht des Verbrauchers gespielt.

Laien erzählen Laien, dass irgendwelche Säftchen gegen Krebs wirken würden und schon macht man ordentlich Reibach. Und das wird dann auf speziellen Events bejubelt.

Nicht, dass die Säftchen grundsätzlich schlecht wären, doch oft sind diese gewaltig überteuert und der Verkauf läuft eben meist über Nicht-Fachleute.

Andere Vertriebssysteme arbeiten so, dass Kosmetikhersteller Laien dafür anwerben, ihre Produkte an den Mann oder an die

Frau zu bringen. Diese bieten dann das Auftragen der Produkte samt Make Up umsonst an und bekommen dafür eine Provision auf den Verkauf der Produkte und das Anwerben neuer Laien.

Was würden sie denn sagen, wenn ich heute zu Ihnen käme, und Ihnen erzählen würde, wie Sie Ihre Arbeit machen sollen? Und morgen führe ich dann Schulungen über ihren Fachbereich durch und berate Kunden. Ich bin der festen Überzeugung, Sie würden mich auslachen und zu mir sagen: „Lerne erst mal meinen Beruf, dann kannst du ihn ausführen und in ein paar Jahren kannst du – wenn du gut bist – Schulungen durchführen.

Aber bitte, sagen Sie mir, warum ist das in der Kosmetik- und Schönheitsbranche so, warum hören sehr viele Menschen irgendjemandem zu, der keine Ahnung von Kosmetikprodukten und Hautbildern hat????

Sogar manche Friseure behaupten immer wieder, die Kosmetikbranche wäre ihr Fachgebiet. Bitte entschuldigen Sie, wenn ich hier kurz anmerke, dass die Friseure das Thema Haut und Pflege in ihrer Grundausbildung kurz anschneiden, aber Fachkräfte für Hautpflege sind diese dennoch nicht. Genausowenig sind Haarschnitte das Fachgebiet der Kosmetiker/innen.

Zugegebenermaßen sind sogar selbst die Grundausbildungen zur Kosmetikerin von unterschiedlicher Güte und Intensität. Es gibt bestimmt sehr gute Schulen, aber auch sehr viele schlechte. Der Ablauf der sogenannten klassischen Kosmetikbehandlung ist schlecht durchdacht und macht keinen Sinn. So ist es z.B. meiner Ansicht nach wenig sinnvoll, nach der Ausreinigung einer Haut noch eine Massage mit anzubieten. Zum Einen besteht hier die Gefahr einer

Ansteckung, da das Gesicht der Kunden nach der Ausreinigung meist durch Blut und Lymphfluss gezeichnet ist. Auch ist es für den Kunden nicht sinnvoll, da man ja in die offenen Hautstellen wieder Bakterien und Fremdkörper einmassiert, was wiederum den Heilungsprozess der Unreinheiten verzögert. Dennoch wird das an vielen Schulen nach wie vor so gelehrt. Insofern sollte man meiner Ansicht nach Ausreinigung und Wellness auf jeden Fall trennen.

Dann ist es auf den meisten Kosmetikschulen nicht üblich, dass man auch etwas über die Begleitstoffe eines Kosmetikproduktes lernt und was diese vor Allem für Auswirkungen haben. Manch eine „Kosmetikausbildung" wird sogar im Fernstudium angeboten, oder an ein paar Wochenenden. Das heißt, dass es auch Leute gibt, die mit Haut zu tun haben, aber noch nie eine selbige näher betrachtet, analysiert und behandelt haben, bevor Sie dann auf Endverbraucher losgelassen werden.

Es ist wirklich bedauerlich mit ansehen zu müssen, welche wandelnden Wissenslücken sich als hübsch getarnt in der Schönheitsbranche   tummeln und auf diese Weise ein grandioses Gefahrenpotential   bergen. Und es ist nicht nur schade für die Glaubwürdigkeit der guten Kosmetikerinnen mit Ausbildung und Know-How, sondern vor allem für die Verbraucher, die aus diesem Grund selten eine kompetente Beratung bekommen können und deshalb auch immer skeptischer werden.

Aber nicht nur das Vertrauen des Verbrauchers wird dadurch stark angekratzt sondern auch gleichzeitig wird die Chance verpasst, dieses Vertrauen gegenüber den Beraterinnen wieder aufzubauen.

Wie oft hatte ich bereits Beratungssituationen mit Kunden, die es aufgrund der vielen schlechten Erfahrungen fast schon aufgegeben hatten, Erleichterung im Hinblick auf die passende Hautpflege zu finden.

Dabei ist es doch eine wunderbare Sache, sich mit dem Thema Haut, Gesundheit und Harmonisierung auseinanderzusetzen. Aber bitte, wenn man einen Beruf ausüben möchte, sollte man ihn auch erlernen, wie jeden anderen Beruf auch.

Es reicht nicht aus, freundlich zu lächeln, ein hübsches Make-Up zu tragen und das zu erzählen, was in den Produktbüchern der Hersteller steht.

Wie in jeder anderen Tätigkeit auch bedarf es eines bestimmten Grundwissens, der Übung, der Fortbildung, und vor allem Erfahrung, um richtig gut zu werden.

Und zu guter Letzt dann noch ein paar Anliegen an die gelernten und ungelernten Mitglieder der Schönheitsbranche!

Fangen wir mal mit Hygiene an.

In manchen Instituten gibt es noch immer kein Desinfektionsmittel, obwohl sogar Fußpflege betrieben wird, bei der sogar aufgrund der häufigen Erkrankungen von Füßen eine Sterilisation der benutzten Arbeitsutensilien vorgeschrieben ist.

Gut, das hat vielleicht auch Vorteile, denn so erreicht man zumindest eine möglichst weite Verbreitung von Fuß- und Nagelpilz! (womit man sich ja wieder neue Kunden schafft)

Für den Verbraucher selbst ist diese Tatsache eher bedauerlich.

Und es ist in den Instituten leider auch keine Seltenheit, dass Kundinnen den Lippenstift mit dem versabberten Lippenpinsel ihrer Vorgängerinnen aufgetragen bekommen.

Bitte, Collegas, kauft euch ein Desinfektionsmittel und reinigt jedesmal die Pinsel. Ihr selbst wolltet doch auch, dass man dasselbe für euch tut.

Aber nicht nur bei „Laien" existieren solche Missstände, sondern auch einzelne Kolleginnen der „alten Garde" loben sich zwar oft selbst über die Maßen, was sie selbst für exzellente Kosmetikerinnen seien, obwohl sie durch ihre Schlampigkeit in der Hygiene bereits Operationen durch Wundinfektionen verursacht haben. (Ich denke, diese haben ihre Ausbildung wohl schon wieder vergessen.)
Macht nichts, dafür schmücken sich diese mit den teuren Namen sogenannter Luxusfirmen, verkaufen weitaus überteuerte Produkte für 300 bis 400 Euro, aber behandeln ihre Kunden in der Kabine dann mit Testmustern, weil sie zu geizig sind, für ihre Behandlungen Kabinettware zu kaufen.
Hier ist insofern wesentlich mehr Aufmerksamkeit und Achtsamkeit durch den Verbraucher und die Verbraucherin selbst gefragt.
Erkundigen Sie sich als Verbraucher unbedingt, wie denn die eingesetzten Utensilien gereinigt werden.
In einem guten Kosmetikinstitut sehen sie, wenn sie achtsam sind, in der Regel auch immer ein Desinfektionsmittel oder Alkohol bereitstehen.

Ein einschneidendes Erlebnis hatte ich gleich nach meiner Schulzeit, als ich für einige Wochen bei einer selbständigen Kosmetikerin gearbeitet hatte, die ihre „Behandlungen" auch in zwei Schwimmbädern an speziellen Wellnessbadetagen anbot.

Frisch von der Schule und keine Ahnung von Ayurveda sollte eine Praktikantin und ich, die ebenso Null Ahnung von Ayurveda hatte, die Wellnessbehandlungen in einem der Schwimmbäder ausführen. Dort wurde als spezielles Wellnessprogramm „Kosmetische Gesichtsbehandlung mit ayurvedischer Gesichtsmassage" angeboten.

Stillschweigend schickte man uns regelmäßig immer wieder dorthin, um die angepriesenen Behandlungen auszuführen.

Nach einigen Wochen verließ ich freiwillig und frustriert dieses Etablissement – anders kann ich selbiges Institut leider nicht nennen - denn wer betrügt schon gerne freiwillig Kunden, bzw. Badegäste, die sich für sauer verdientes und teures Geld einen besonderen Wellnesstag mit Ayurveda-Massage gönnen, dafür aber nur eine Wischi-Waschi-Behandlung bekommen und dafür noch mit den Fingern eingesauten Produkten, da weit und breit kein Spatel vorhanden war, mit dem man Cremes wie vorgeschrieben sauber und hygienisch aus der großen Cremedose hätte entnehmen können.
(Auch hieran erkennen Sie als Verbraucher ein hochwertiges Kosmetikinstitut; Produkte aus Großpackungen – auch Kabinettware genannt – werden sorgfältig mit dem Spatel entnommen, um Verunreinigungen des Produktes zu vermeiden.)

Erlebnisse anderer Kategorie hatte ich bei meiner Tätigkeit in einer Parfümerie. Hier waren zwar die hygienischen Gegebenheiten absolut in Ordnung – allerdings wäre es der Inhaberin Recht gewesen, wenn man jeder Kundin jedesmal das halbe Sortiment verkauft hätte.

Sie war wirklich in der Lage, drei Augencremes auf einmal an die Frau zu bringen, eine gegen Augenringe, eine gegen Schwellungen und die dritte gegen Fältchen.

Ich weiß zwar nicht, ob hier die Schicht von 3 Augencremes aufeinanderliegend bei der Kundin wirksam war, für die Kasse der Inhaberin war der Verkauf aber sehr wirksam.

Eine heute noch tiefsitzende Erfahrung für mich war dort vor allem, dass ich es gewagt hatte, Kundinnen auf ihre Ernährung anzusprechen. (Was man als Kosmetikerin im Normalfall auch tun sollte)

„Die Kundinnen wollen nicht auf ihre Ernährung angesprochen werden, sie wollen Empfehlungen für Produkte", beklagte sich die Inhaberin eines Tages bei mir vorwurfsvoll, da sich offensichtlich eine Kundin von mir auf den Schlips getreten fühlte, die sich den ganzen Tag mit Fast-Food vollstopfte und es lieber vorzog, den Ausgleich für eine schöne Haut mit einem teuren Luxusprodukt zu schaffen, was natürlich nicht funktionierte.

Nun, einige Menschen wollen sich wohl nicht von ihren Illusionen verabschieden, und sich ernsthaft mit ihrem Hautproblem auseinandersetzen, ja sind sozusagen „beratungsresistent". Zumindest solange man eine bequeme Lüge der unbequemen Wahrheit vorziehen kann.

Für alle die, die keine Mühe und Anstrengung aufwenden wollen, um eine schöne Haut zu bekommen, kann ich nur sagen: „Träumt weiter und lasst euch weiter belügen, gebt viel mehr Geld aus als nötig, und schaut weiterhin mit neidischem Blick auf die Leute, die wirklich eine schöne Haut besitzen."

Eine schöne Haut ist nun mal nicht nur eine Sache der Pflege, sondern eben vor allem eine Sache der genetischen Anlage, der Lebensweise und besonders der Ernährung. Und Fast-Food mag zwar hie und da gut schmecken und ist auch in Maßen in Ordnung, aber unser Körper braucht einfach auch andere Stoffe, die in Fast-Food nicht enthalten sind, um gut zu funktionieren.

Ein normales Auto fährt doch auch nur gut mit Benzin, wenn sie statt dessen in den Tank Zitronenlimo gießen, ist es nicht mehr ganz so fahrwillig. Warum sollte das denn bei uns anders sein? Wir können doch im Grunde froh darüber sein, dass unser Körper ohnehin schon eine Menge zu ertragen bereit ist, ohne dass er stehenbleibt, wie ein Auto mit Zitronenlimo im Tank. Unser Körper verzeiht uns so viele kleine Sünden und steht uns dennoch mit voller Arbeitskraft zur Verfügung. Wir müssen mit diesem Wunderwerk nicht Schindluder treiben und unser körperliches Regenerationsvermögen bis zur Obergrenze ausnutzen und warten, bis das Fass überläuft.
Du bist, was du isst, ist ein dafür der passende Ausdruck.

Auf jeden Fall, um nochmals auf meine Tätigkeit in einer Parfümerie zurückzukommen, wollte ich damit sagen, stand der Verkauf um jeden Preis dort an erster Stelle. Ich hatte sogar die Anweisung, Mädchen zwischen sechzehn und achtzehn Jahren Botoxspritzen als Faltenvorbeugung zu empfehlen. Nicht genug, dass Botox meiner Meinung nach bei solch jungen Mädchen absolut sinnlos ist. Es war dann auch noch so, dass für diese Unterspritzungen regelmäßig ein Visagist ins Haus kam, um diese durchzuführen.

Bitte liebe Leser und Leserinnen, jeder kann ja tun und lassen, was er will. Wenn sie sich aber Botox spritzen lassen wollen, dann bitte gehen Sie zu einem Fachmann, wie einem Arzt oder Heilpraktiker, der weiß, was für einen Muskel er mit seinem Spritzchen lähmt und nicht zu einem Visagisten, der ohnehin von gesetzlicher Seite keine Unterspritzungen durchführen darf. Sonst sind Sie vielleicht der nächste Schauspielerkandidat für die Neuverfilmung von Quasimodo.

Irrtum Nr. 2: Permanent Make-Up verschwindet nach 3 Jahren

Eine absolut falsche Situation in der Kundenberatung finden wir häufig bei den sogenannten Permanent Make Up's vor.

Hier wird bei den Beratungsgesprächen häufig argumentiert, dass das Make-Up nicht so tief gestochen wird, nämlich nur in die oberste Hautschicht und dass deshalb das Permanent Make Up nur eine Haltbarkeit von ca. 3 Jähren hätte. (Womit man der Kundin manches Mal verdeutlichen will, dass falls das Make-Up irgendwann nicht mehr gefallen sollte, es nach 3 Jahren verschwindet)

Leider ist das so nicht möglich, was an der Anatomie – also dem Aufbau unserer Haut liegt. (Siehe Bild unten)

Unsere Haut besteht grob gesehen aus drei Schichten, nämlich der Oberhaut, der Lederhaut und der Unterhaut.

Die oberste Hautschicht oder auch Epidermis genannt erneuert sich von unten her ab der Basalzellschicht ca. alle vier Wochen. So müsste dann auch ein Permanent Make-Up, das nur in die Oberhaut gestochen würde, nach etwa vier Wochen wieder verschwunden sein.

Ich habe allerdings bisher noch nie ein Permanent Make-Up gesehen, das nach vier Wochen schon wieder verschwunden wäre. Nachdem das Permanent Make-Up nun nach Möglichkeit länger als 4 Wochen bestehen soll (was natürlich auch eine Kostenfrage ist), muss es in tiefere Hautschichten gestochen werden, als die Oberhaut, was auch der Fall ist. In der Hautschicht, die unter der Epidermis oder auch Oberhaut liegt, nämlich in der Lederhaut liegen Blutgefäße, die bei dem Stechvorgang auch mit verletzt werden, denn dabei fließen Blut und Lymphe. Weiterhin wird der Bereich, der pigmentiert wird, durch ein Lokalanästhetikum betäubt, um Schmerzen bei der Behandlung zu verhindern. Wenn sie nun unter Punkt 3. Aufbau der Haut das Bild etwas näher betrachten, sehen sie darauf, in welcher Hautschicht unsere Schmerzrezeptoren (die Nervenenden) liegen, nämlich in der Lederhaut und nicht in der Oberhaut.

Wenn die Nervenenden nun bei der Pigmentierung nicht beeinträchtigt werden würden, müsste man die zu pigmentierende Stelle auch nicht betäuben.

Und damit, dass die gestochene Farbe sehr wohl in die Lederhaut appliziert wird, verbleibt diese auf jeden Fall länger als drei Jahre dort.

Ich habe Permanent Make-Up`s gesehen, die waren bereits achtzehn Jahre alt, wurden niemals nachpigmentiert und waren immer noch vorhanden.

Das, was bei der Pigmentierung mit chemischen Farbstoffen passieren kann ist, dass sich diese unter dem UV-Lichtanteil der Sonne langsam zersetzen. Das heißt, das Permanent Make-Up wird blasser und verändert auch seine ursprünglichen Farben.

Sehr häufig hatte ich Kundinnen mit grünen Augenbrauen, die damit allerdings nicht besonders glücklich waren.

Meistens werden aber Pigmentierungen mit Mineralfarbstoffen durchgeführt, die sich nicht zersetzen, also ihre ursprüngliche Farbe behalten und weder ein allergenes Potenzial beherbergen noch krebserregend wirken. Auch hier werden mit den Jahren die Mineralfarbstoffe aus den Zellschichten ausgeschwemmt und erfordern deshalb manchmal eine Nacharbeit. Weg ist das Permanent Make-Up deshalb dennoch nicht. Das alles sollten Sie auf alle Fälle bedenken, bevor sie sich für ein Permanent Make-Up entscheiden.

Hier zum besseren Verständnis ein paar wichtige Informationen über die menschliche Haut.

Der Aufbau der Haut

Unsere Haut besteht grob gesehen aus drei Schichten:

Die oberste Schicht ist die Oberhaut, oder auch Epidermis genannt, die wiederum selbst aus fünf Schichten besteht. Die unterste Schicht bildet die Basalzellenschicht, hier werden Zellen neu gebildet, die dann während eines Verhornungsprozesses langsam nach oben wandern (ca. 4 Wochen), bis sie als totes Hornplättchen oben aufliegen.

Die nächste Schicht der Epidermis ist die Stachelzellschicht, die das Gerüst der Epidermis bildet.
Dann folgt die Körnerschicht, hier verlieren die Zellen Wasser und ihren Zellkern.

Als nächstes folgt die Leuchtschicht, die lichtbrechende Eigenschaften besitzt.
Die oberste Schicht ist die Hornschicht, in der die toten Hornschüppchen dachziegelartig oben aufliegen.
Die mittlere Hautschicht, oder auch Lederhaut (Dermis) genannt, besteht auch wiederum aus zwei Schichten.

Die oberste Schicht ist die Papillenschicht, die die Lederhaut mit der Epidermis verbindet. Von hier aus erfolgt die Ernährung der Epidermis durch die vorhandenen Blutgefäße.
Darunter liegt die Bindegewebsschicht mit ihren kollagenen und elastischen Fasern, Blutgefäßen, Lymphgefäßen und Talgdrüsen.

Unter der Lederhaut befindet sich die Unterhaut (Subkutis). Diese enthält Fettzellen, Schweißdrüsen und größere Blutgefäße.

Zur Verdeutlichung nachfolgend eine Skizze zum Aufbau unserer Haut:

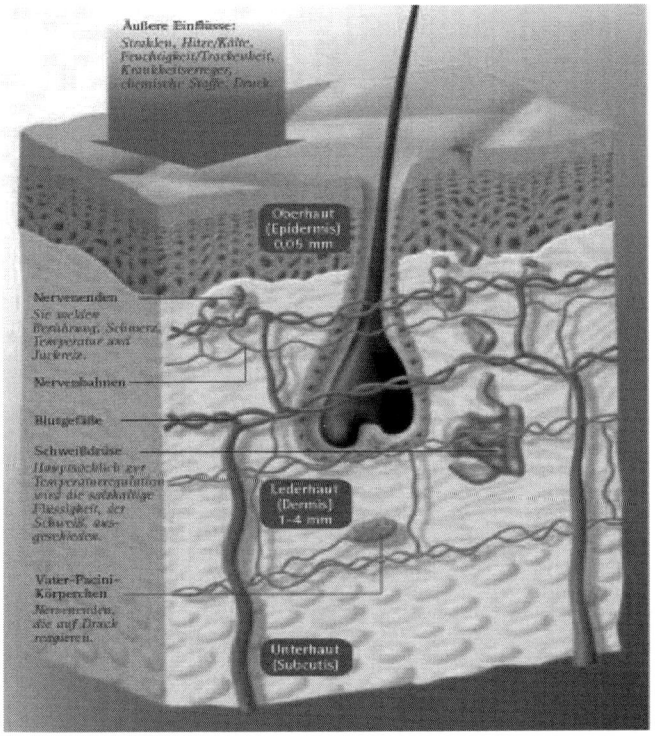

1) Medicom Pharma GmbH, http://www.medicom-pharma.de/Die-Haut-Spiegel-der-Seele--250d1o747.html 2008, 26.12.2008

Unsere Haut hat vielfältige Aufgaben zu erfüllen:

Dazu gehört zum Beispiel die Temperaturregulation unseres Körpers. Durch Schweißausscheidung wird unser Körper bei Hitze z.b. abgekühlt, durch Gänsehaut wird die Hautoberfläche bei Kälte wiederum verkleinert, um Wärmeverlust unseres Körpers zu vermeiden.

Unsere Haut hat einige Schutzfunktionen für unseren Körper zu erfüllen:

- sie muss verhindern, dass Bakterien und andere Mikroorganismen eindringen
- uns vor Säuren und Laugen schützen, was sie durch einen intakten Säureschutzmantel erreicht
- sie muss uns vor Wind und Wetter schützen
- sie muss uns vor Sonne und UV-Strahlen schützen, was durch Bildung einer Lichtschwiele und durch die Bildung von Melanin geschieht
- sie muss unseren Körper vor Stößen und Reibung schützen
  Dies erreicht sie z.B. durch Verdickung an stark beanspruchten Stellen wie
  Händen und Füßen, aber auch durch eine stärker ausgebildete Fettschicht, die
  eine gewisse Stoßdämpfung gewährleistet
- sie muss unseren Körper vor Wasserverlust schützen.
  Dies erreicht sie durch einen intakten Hydro-Lipid-Film, der aus Feuchtigkeitsbestandteilen sowie aus Talg zusammengesetzt ist. Der Hydro- Lipid-Film ist zusammen mit der obersten Hautschicht, nämlich der Hornschicht sehr empfindlich für Reinigungsvorgänge,

das heißt, er kann durch zu häufiges Waschen, Duschen, Baden und durch zu scharfe Reinigungsmittel sehr leicht zerstört werden.

Unsere Haut ist Aufnahme- und Ausscheidungsorgan. Die Haut ist in der Lage, z.B. Inhaltsstoffe aus Cremes (was ja in der Medizin bereits ausreichend genutzt wird) aufzunehmen, aber auch Schlackenstoffe auszuscheiden.

Irrtum Nr. 3: Kosmetische Inhaltsstoffe dringen nur in die Oberhaut ein

Nun zu einem Thema, das sehr umstritten ist, da ja immer noch oder immer wieder behauptet wird, dass Kosmetika nur in die Oberhaut eindringen würden. Viele „sogenannte Experten" vertreten hierzu immer noch die Aussage, dass ein Kosmetikprodukt maximal in die obersten Schichten der Epidermis (=Oberhaut) eindringen würde.

Erst vor kurzem bin ich in einem Buch über Hautpflege wieder auf die Aussage eines Arztes gestossen, der behauptete, dass Kosmetika im Gegensatz zu Arzneimitteln nicht so tief einwirken dürfen.

Ich hoffe, die Kosmetika wissen das auch!

Aber woher weiß denn ein Kosmetikum, wo es stehen bleiben muss? Gibt es in der Haut irgendwo ein Stoppschild, wo draufsteht: „Achtung, Einlass von Kosmetika strengstens untersagt.!?"

Und wenn es ein solches Stoppschild gibt, dann bin ich der festen Überzeugung, dass ein Kosmetikum sich aber nicht daran hält.

Denn dies würde zum einen bedeuten, dass alle Zutaten – die Guten wie die Schlechten - in den obersten toten Schichten der Epidermis hängenblieben und im Laufe der Zeit mit den abgestorbenen Hautschüppchen abgestoßen würden.

Ja, das könnte so sein. Wie aber kann oder vielmehr soll denn dann ein „Anti –Aging" Produkt, also vor allem die „guten Zutaten" darin so hochwirksam sein, wenn eben auch diese gerade mal in die tote Hornschicht der Epidermis gelangen würden? Klingt doch unlogisch? Oder?

Ich habe auf einer Fortbildung einmal den Arzt, der die Schulung leitete, gefragt, was er denn meine, inwieweit

Kosmetikprodukte in der Lage wären, in die Haut einzudringen. Dazu meinte selbiger zunächst, -wie viele seiner Kollegen auch-, dass diese nur in die obersten Schichten der Oberhaut eindringen würden, da die in der Epidermis (Oberhaut) vorhandene Lipidbarriere verhindern würde, dass die Inhaltsstoffe weiter hindurch kämen.

Etwas später in der Fortbildungsveranstaltung berichtete derselbe Arzt in einem anderen Zusammenhang und werbend für seine Cremes, dass die meisten Leute unter Barrierestörungen litten, d. h. dass selbige Lipidbarriere wohl bei kaum einem Menschen mehr intakt sei und dass seine Cremes in der Lage wären, diese Barriereschicht der Haut wieder aufzubauen.

Ich weiß, ich bin Kosmetikerin, insofern traut mir die Gesellschaft aufgrund der Klischees wohl nicht zu, dass ich daraus eine Schlussfolgerung ziehen kann.

Vor allem die Aussage eines Arztes anzuzweifeln, grenzt in unserer Gesellschaft leider immer noch an Blasphemie.

Wenn ich es aber forscher Weise und erhobenen Hauptes dennoch wage, richtig zu folgern, kann die Haut sich ohne Lipidbarriere oder mit einer nicht intakten Lipidbarriere auch nicht mehr vor Inhaltsstoffen in Kosmetika schützen, die dann sehr wohl freie Fahrt in tiefere Schichten bekämen.

Zudem fehlt diese oben genannte Barriereschicht (insofern diese überhaupt intakt ist) zwischen dem Haar und dem Haarfollikel ganz, was wiederum verdeutlicht, dass Inhaltsstoffe aus Kosmetika auch auf diese Weise in die Haut eindringen können. Sie brauchen nur einen kurzen Blick auf die obige Skizze der Haut zu werfen, und sie können überschauen, wo ein Haarfollikel anfängt und wo er aufhört.

Dann wissen Sie auch, auf welche Weise ein kosmetisches Produkt auf alle Fälle in tiefere Hautschichten gelangen kann. Und nachdem uns bekannt ist, dass bereits die Papillenschicht der Lederhaut mit Blutgefäßen durchzogen ist, heißt das auch, dass diese eingedrungenen Inhaltsstoffe somit über das Blutgefäßsystem in den Körper gelangen können.

Ich kann aus dieser Erfahrung nur folgendes Resüme ziehen: Liebe Verbraucher und liebe Kolleginnen und Kollegen, informiert euch, hinterfragt alles, glaubt nichts, was ihr nicht selbst herausgefunden habt und dann lasst euch von niemanden, auch wenn er weiße Kittel trägt, Arzt oder in sonstiger „hoher Position" ist, einschüchtern. Der Beruf oder der Status eines Menschen ist keine Garantie für sein Wissen und die Richtigkeit seiner Ansichten.

Zu guter Letzt eine Frage an Sie meine lieben Leserinnen und Leser, wenn der Arzt trotz allem Recht behalten sollte, warum kann man dann verschiedene Inhaltsstoffe aus Kosmetika nach dem Auftragen im Blut nachweisen?
Also werden wir hier nicht eindeutig verschaukelt? Laut Experten werden 60 % von dem, was wir auf die Haut auftragen, in den Körper aufgenommen. Wie bereits schon erwähnt, nutzt auch die Medizin die Aufnahmefunktion und Durchlässigkeit der Haut, um Arzneistoffe in den Körper zu transportieren.
Was können Sie sich vorstellen, wieviel der in Kosmetika enthaltenen Inhaltsstoffe nimmt wohl eine Frau im Laufe ihres Lebens in ihren Körper auf?
Sebastian Parsons, der Geschäftsführer der Firma Dr. Hauschka, Hersteller natürlicher Hautpflegemittel hat wohl einmal gesagt, dass eine Frau im Laufe ihres Lebens schon

allein 14 Kilo Feuchtigkeitsbestandteile aus Körperpflegemitteln durch die Haut in den Blutkreislauf aufnehme. Und bei den aufgenommenen Bestandteilen handelt es sich leider nicht nur um Wasser, sondern auch um unzählige Begleitstoffe, die weiß Gott nichts in unserem Körper zu suchen haben.

Hierbei geht es vor allem um Stoffe, wie z.b. Feuchthaltemittel, Duftstoffe, Konservierungsstoffe, Farbstoffe, etc. aber natürlich auch um mineralische Fette (Erdölderivate oder petrochemische Produkte), wie z.b. das Paraffin oder Vaselin, synthetische Fette und Wachse, wie z.B. Silikonöle.

Meine lieben Leserinnen und Leser, dürfte ich Sie einladen zu einem Wellness - Menü aus Kerzenwachs (Paraffin), dazu vielleicht eine Beilage von tollem chemischen Farbstoffcocktail an etwas chemischen Konservierungsstoffen, garniert mit etwas allergieauslösenden Duftstoffen, garantiert schlecht in Ihrem Körper abbaubar und krebserregend? Nein? Warum tragen Sie dieses dann tagtäglich auf ihren Körper auf?

Ja, ich weiß, da existieren noch manche große Kosmetikkonzerne, auch einige Chemiekonzerne, u.a. die ja behaupten, es wäre alles gar nicht wahr, die ganzen Inhaltsstoffe würden dem Körper gar nicht schaden, da diese ja nur gering dosiert seien und schon gar nicht vom Körper aufgenommen würden. Klar es müssen erst Millionen von Menschen, hauptsächlich natürlich Frauen (da diese ja die meisten Kosmetika verwenden) an Krebs erkranken, dass man es für nötig hält, Bedenken an Inhaltsstoffen ernst zu nehmen und diese zu überprüfen, geschweige denn zu verbieten.

Was müssen denn für Zutaten in eine Creme?

Jede Creme, sei es eine Lotion oder eine reichhaltige Gesichtscreme besteht aus verschiedenen Stoffen, die miteinander verbunden werden müssen. Das sind zum einen

- die Basisstoffe (Fette und Öle aus dem pflanzlichen Bereich, tierischen Bereich, mineralischen Bereich und synthetischen Bereich kommen hier zum Einsatz. (wertvolle Öle und Fette werden in der INCI Liste deklariert als Squalane, Caprylic Triglyceride, Ceramide 3, aber auch z.b. Prunus Dulcis, Beeswax, Butyrospermi Parkii, Buxus Chinensis, Oenothera Biennis sind wertvolle Fette und Öle.
- die Wirkstoffe werden eingesetzt, um ein spezielles Hautproblem zu bekämpfen.
  Wirkstoffe kommen aus dem High-Tech Bereich aber besser aus dem pflanzlichen und tierischen Bereich, z.B. Propolis, Kamille, Calendula, Lavendel, Manuka, Aloe Vera, etc.
- die Hilfstoffe werden eingesetzt, um z.B. normalerweise unverbindbare Stoffe wie Öl und Wasser zu verbinden. Diese Hilfstoffe nennen sich Emulgatoren. Sie verbinden die Fett- mit der Wasserphase. In der herkömmlichen Kosmetik werden chemische Emulgatoren eingesetzt, wie z.B. die nachfolgend beschriebenen PEGs, in der Naturkosmetik eingesetzt werden natürliche, wie z.B. Sojalecithin.
  Weitere Hilfsstoffe in Kosmetika sind die Konservierungsstoffe, die ein Produkt vor dem vorzeitigen Verderb schützen sollen.
  Die meisten chemischen Konservierungsstoffe haben sehr negative Begleiterscheinungen, wie nachfolgend beschrieben. Dies gilt unter anderem für Parabene, halogenorganische Verbindungen, Formaldehyd und Methanol.

41

Andere Hersteller konservieren ihre Produkte mit natürlichen Substanzen wie ätherischen Ölen und verschiedenen Vitaminkompositionen.

Ebenso zur Gruppe der Hilfsstoffe gehören die Duftstoffe. Auch hier gibt es tausende Varianten aus dem synthetischen Bereich, häufig mit unerwünschten Nebenwirkungen.

Andere Hersteller beduften ihre Produkte alternativ mit ätherischen Ölen, meist die gesündere Variante.

Deklariert werden Duftstoffe meistens nur als Parfum oder Fragrance.

Kosmetikfette und Öle
Die billigen Varianten: Paraffin, Silikone und Acrylate
Häufig deklariert als Paraffinum liquidum, Petrolatum,
Vaseline, Ceresin, Ozokerit, mikrokristallines Wachs
Alle Endungen mit –one, wie z.B. Dimethicone

Einer der viel diskutierten und sehr häufig verwendeten Inhaltsstoffe in Kosmetika ist das Paraffin, ein Fett aus dem mineralischen Bereich oder ganz einfach gesagt ein Erdölprodukt (dasselbe gilt auch für Vaseline). Natürlich auch zu Recht, denn aufgrund seiner Fettstruktur hat das Paraffin keine Gemeinsamkeit mit den Fetten und Ölen, die wir natürlicherweise unserem Körper zuführen und mit denen dieser auch dementsprechend umgehen kann.

Paraffin legt sich aufgrund seiner Struktur eher filmartig über die Haut, was den meisten seiner Verwender aber nicht unbedingt unangenehm sein muss. Gerade bei einer sehr trockenen, reifen Haut ergibt sich hier häufig ein sehr positives Gefühl bei den Anwendern, da Paraffin reizarm ist (folglich auch von empfindlichen Menschen gut vertragen wird) und vorläufig eventuell vorhandene Spannungsgefühle der Haut reduziert. Bei einer eher zu Unreinheiten neigenden Haut wirkt sich Paraffin eher nachteilig aus, denn der eher abschließende Effekt verhindert eher die Talgdrüsensekretion, es kommt zu Mitessern und unangenehmem Fettglanz.

Und dann gibt es noch einen weiteren unangenehmen Effekt von Paraffin, nämlich den sogenannten „Lippen-pomadeneffekt". Je mehr man davon aufträgt, desto trockener und spröder werden die Lippen und desto süchtiger wird man danach. Dies kommt offensichtlich daher, dass bei längerem Gebrauch von paraffinhaltigen Pflegeprodukten die

Lipidbarriere der Haut zurückgedrängt wird, also bei Absetzen des Produktes die Haut regelrecht Feuchtigkeit verliert. Das heißt je mehr ich mit Paraffin creme, desto morbider ist meine Barriereschicht und desto trockener wird meine Haut, da durch diese morbide Barriereschicht nun Feuchtigkeit entweichen kann.

Deshalb fällt es langzeitigen Paraffincremesanwendern auch so schwer, auf ein natürliches Produkt umzusteigen. Die Haut muss erst wieder daran arbeiten, ihre eigene Lipidbarriere aufzubauen.

Es verhält sich fast, wie bei einer Abhängigkeit. Eine Entziehungskur wird erforderlich.

Beim Umstieg auf die Pflege auf Basis von pflanzlichen Fetten und Ölen macht sich dies dann erschwerend bemerkbar, da die pflanzlichen Öle keinen Okklusiveffekt (hautabdichtenden Effekt) bilden, wie das Paraffin, sondern in die Haut eindringen.

Es kann deshalb einige Wochen dauern, bis man mit einer neuen Pflege einigermaßen klarkommt. Dennoch lohnt sich die Umstellung.

„Paraffine bzw. Mineralöle sind von allergologischen und toxikologischen Standpunkt aus als sehr gut verträglich zu bezeichnen. Allerdings können sie in gewisser Weise die Haut abhängig machen. Beim Absetzen von Produkten, die Mineralöle in höheren Konzentrationen enthalten, trocknet die Haut gelegentlich aus. Mittlerweile weiß man, woran dies liegt. Durch den Okklusiveffekt der Mineralöle werden offensichtlich Lipide aus der Hornschicht verdrängt, die für die Barrierefunktion der Haut verantwortlich sind. Bei einer

verminderten Barrierefunktion erhöht sich der transepidermale Wasserverlust und die Haut trocknet vermehrt aus."

1) Dr. Henrich, Ernst, 2002, Paraffine in Kosmetika, KI-Magazin vom 11/2002, Kosmetik International Verlag GmbH

Zum Thema Paraffin gibt es oft Widerspruch von unterschiedlichen Firmen, sogenannten Experten und Gremien, die behaupten, Paraffin käme aufgrund seiner Struktur nicht in den Körper. Was ist z.B. mit Lippenstift, essen wir Frauen nicht jedesmal etwas davon mit?
Und Paraffin ist Hauptbestandteil von Lippenstiften, wenn diese nicht ausdrücklich der Gruppe der Naturkosmetikprodukte angehören (diese sind nämlich auf Basis von natürlichen Wachsen).

In der großen Kosmetikliste von Ökotest ist zu lesen, dass der Kosmetikexperte und Öko-TEST Berater Dr. Dieter Wundram ebenfalls davon ausging, dass Paraffine auch über die Haut in den Körper gelangen. Er sagte: „Wenn sie durch die Darmwand hindurchkommen, können Sie auch in die Haut eindringen."
In der Kosmetikproduktion ist es so, dass bedenkliche Paraffine dann einfach schnell durch andere Paraffine ersetzt werden, von denen man noch kaum etwas weiß.
Es ist sogar so, dass laut der EU-weit geltenden Gefahrstoffverordnung sämtliche Substanzen, die mehr als 10 % Kohlenwasserstoffe enthalten (auch Paraffin ist ein Kohlenwasserstoff) mit einem Warnhinweis versehen werden müssen, wenn sie verschluckt werden könnten. Nur bei Kosmetika entfällt diese Kennzeichnungspflicht. Oft steht allerdings Paraffin auf der INCI-Liste an erster oder zweiter

Stelle, d.h. es ist Hauptbestandteil der Pflegecreme, was dann häufig weit mehr als 10% ist.

2)Vgl. 2004 Öko-Test, Die große Kosmetik-Liste Nr. 01, 15. November 2004, Seite 70/71

Desweiteren werden Paraffine nicht nur als billiges Fett in Kosmetika eingesetzt.

Sie dienen weiterhin zur Herstellung von Kerzen, als Brennstoff für Öllampen, zur Pflege von Holzoberflächen, als Bindemittel in Nasensalben, als Grillanzünder, als Abführmittel, Herstellung von Schuhcremes, etc.

Dieselbe Bedenklichkeit wie für Paraffine gilt für Silikone, synthethische Fette, die chemisch gesehen aus Silicium und Sauerstoff gewonnen werden. Silikonöle haben ein ausgezeichnetes Spreitvermögen, d.h. sie verteilen sich gut auf der Haut und werden deshalb bei der Produktion von Kosmetika sehr gerne eingesetzt.

Sie fühlen sich angenehm an und haften auch gut auf der Haut.

Biologisch gesehen sind diese aber schlecht abbaubar und für den menschlichen Körper ebenso wie Paraffin ein Fremdkörper, da unser Organismus auch diese Art von Fettstruktur nicht verarbeiten kann. Deshalb werden diese dann, wie auch das Paraffin, wenn sie in unseren Körper gelangen, in Organe wie Leber oder Lymphknoten eingelagert.

Ein dritter „Bösewicht" ähnlicher Natur sind die Acrylate, die für die passende Viskosität bzw. für das passende Fließvermögen eines Kosmetikproduktes eingesetzt werden. Diese künstlich hergestellten Stoffe haben zwar den Vorteil, dass man mit ihnen stabile Cremes herstellen kann, aber dennoch sind diese wie Silikone und Paraffine schwer abbaubar und außerdem verschließen sie die Poren der Haut.

In einem Artikel im Handelsblatt vom November 2002 schnitt der Autor Ingo Reich auch bereits das bedenkliche Thema Paraffin an. Wie Ingo Reich darin berichtete, kommt jedes Umweltgift irgendwann in Kontakt mit der Nahrungskette. So ist es auch möglicherweise mit Mineralölparaffinen, wie Analytiker des Kantonalen Labors Zürich herausgefunden haben. Gegenüber dem Handelsblatt bestätigte der Naturwissenschaftler Koni Grob, dass Laborratten, die mit Mineralölparaffinen gefüttert wurden, an Entzündungen der inneren Organe, wie z.B. der Leber litten. In die Nahrungsmittelkette gelangen Mineralölparaffine z.B. über ungenügend gefilterte Rußpartikel aus Dieselmotoren, die sich auf Wiesen und Feldern ablagern und als Viehfutter dann über Rinder auf den menschlichen Speiseplan kommen, und zwar in sehr hohen Konzentrationen. Außerdem gelangen Mineralöle und Schmierfette auch in die Nahrungsmittelkette, nachdem sie auch als Schmierfette und Schneidflüssigkeiten in Großbäckereien genutzt werden. Ebenso werden sie in großen Prozentsätzen in Kosmetika als billige Fette und Wachse eingesetzt. Als Paraffin deklariert findet man Mineralöle in billigen aber durchaus auch in sehr teuren Kosmetikprodukten, sei es in Lippenstiften oder Lotionen, bzw. Cremes. Leider gibt es im Augenblick keine gesetzlichen Begrenzungen für Produkte, die Paraffin enthalten. Deshalb sind die Mengen, die z.B. ein Säugling über die Muttermilch aufnimmt über das Sechsfache höher, als die SCF-Empfehlung für Erwachsene liegt.
3)vgl. Reich, Ingo, Handelsblatt, 4.11.2002, Handelsblatt GmbH

Nun stellt sich die Frage, wenn feststeht oder auch nur der Verdacht besteht, dass ein Stoff möglicherweise gravierende Auswirkungen auf die Gesundheit von Tieren und Menschen haben kann, warum ist dieser dann nicht längst aus der Zutatenliste gestrichen worden?

Ich kann ihnen sagen wie darüber die Kosmetikindustrie denkt, die ja Millionen damit verdient, billiges Paraffinöl zu verwenden und somit die Handelsspanne etwas attraktiver gestaltet.

Wenn diese Firmen mitsamt ihren Führungsriegen nur einen Funken von Gewissen hätten, wäre dieser Inhaltsstoff schon längst durch einen natürlichen, gut verträglichen ersetzt worden. Aber dabei gehen ja Millionen und Abermillionen verloren, und man müsste auch an neuen Rezepturen arbeiten, was wohl mit Anstrengung und Aufwand verbunden wäre. Und so versucht man, Paraffin schönzureden, es ist billig und es verdirbt nicht leicht, alles Vorteile für die Kosmetikfirmen, wo bleibt der Vorteil für die Verbraucher?

Selbst viele Dermatologen empfehlen häufig Kosmetikprodukte, die auf Silikon- und Paraffinbasis hergestellt wurden.

Klar, reizarm ist Paraffin und Silikon auf jeden Fall, und haltbar auch, da will ich auch gar nicht widersprechen.

Kürzlich hat mir eine Kundin erzählt, dass ihr eine Dermatologin empfohlen hatte, auf alle Kosmetikprodukte, die auf dem Markt erhältlich wären, zu verzichten.

Deren Meinung nach wären das durchwegs keine guten Produkte, und deshalb hat sie meiner Kundin empfohlen, Präparate zu verwenden (deren Namen ich hier nicht nennen möchte) die in der Apotheke zu beziehen sind. Ich weiß, dass es sich dabei um Hautpflegepräparate auf Paraffinbasis handelt.

(In gewisser Hinsicht muss ich der Dermatologin vielleicht Recht geben, 85% der Kosmetikprodukte auf dem Markt sind auch meiner Ansicht nach nicht empfehlenswert, zumindest nicht als Dauerpflege.)

Allerdings muss ich dennoch feststellen, dass sich wohl auch Dermatologen gelegentlich irren, denn dass eine Creme auf Paraffinbasis, auch wenn diese aus der Apotheke stammt, eine unbedingt bessere Alternative zu den herkömmlichen Kosmetikprodukten sein soll, kann nur ein gewaltiger Irrtum sein. Beide sind weder besser noch schlechter. Vermutlich meinte die Dermatologin wahrscheinlich mit ihrer Empfehlung wohl eher den Preisunterschied zwischen den Apothekenprodukten und den Parfümerieprodukten, der ist natürlich manchmal gewaltig.

Leider handelt es sich bei den meisten verschriebenen Salben und Cremes im medizinischen Sinn ebenso um „Paraffinprodukte". (Wofür man vielleicht mit beiden zugedrückten Augen noch Verständnis haben kann, da diese Salben ja eigentlich nur vorrübergehend eingesetzt werden sollten, bis das zu behandelnde Hautproblem beseitigt ist.)

Wenn die Beratung der Dermatologin allerdings darauf abzielte, dass für die alltägliche Pflege einer gesunden Haut ein Paraffin- oder Silikonprodukt verwendet werden soll, kann ich nur sagen: „Liebe Dermatologin, haste wohl während des Studiums nicht aufgepasst, woraus der Hydro-Lipidfilm der Haut besteht."

Wenn man sich den Aufbau des Hydro-Lipid-Films, der unsere Haut schützt und Bestandteil unserer Haut ist, mal genauer ansieht, stellt man fest, dass dieser Film aus Wasser und Fett (Talg) besteht. Mit der darunter liegenden Hornschicht entsteht eine Lipidbarriere, die die Haut vor Austrocknung schützt. Sie enthält unterschiedliche Lipide, wie Triglyceride, Cholesterol, Cholesterolester und Ceramide. Diese Struktur und Zusammensetzung der Hornschicht ist von außerordentlicher Bedeutung für die Schutzfunktion unserer Haut.

Schon die geringste Änderung der Zusammensetzung dieser Lipidbarriere kann diese Schutzfunktion beeinflussen.

Dies geschieht mehrmals tagtäglich, wenn Sie den Pflegeempfehlungen der Kosmetikindustrie und den Ratschlägen von Nicht-Fachleuten Folge leisten.

Durch zu intensive Reinigungsvorgänge aber auch durch den Einsatz von manchen Emulgatoren, kann diese Lipidbarriere dauerhaft gestört sein.

Paraffine, also Kohlenwasserstoffe oder auch Silikone sind nicht in der Lage, diese zerstörte Barriere wieder aufzubauen, da sie zum Einen dort nicht natürlicherweise vorkommen und zum Anderen auch nicht die Fettstruktur der dort vorhandenen Lipide besitzen.

Wie schon bereits oben erwähnt, enthält die Lipidbarriere der Haut Fette in Form von Triglyceriden und Cholesterol, Cholesterolester und Ceramiden – jedoch keine Kohlenwasserstoffe der Paraffinreihe.

Also wenn Sie Ihre Haut pflegen, dann bitte mit natürlichen Fetten und Ölen, denn diese tragen zur Regeneration der Lipidbarriere bei.

Da bleibt mir schlussendlich nur noch der Apell an die Kosmetikerinnen, meine werten Berufskolleginnen. Ein Großteil von Ihnen arbeitet immer noch mit Produkten, die

Paraffin oder Silikon enthalten. Bitte informieren Sie sich mehr über die Inhaltsstoffe und klären sie die Endverbraucher auf. Zeigen Sie ihren Kundinnen und Kunden auf, dass es gefährlich ist, diese auf Dauer zu verwenden!

Bitte stehen Sie zu Ihrer Kompetenz und zeigen Sie Verantwortung!
Sie sind die Damen vom Fach was die Hautpflege anbelangt!
Wenn jeder genau das tut, was er gelernt hat und gut kann, gäbe es nicht ständig dieses Kompetenzgerangel und es könnte eine gute Zusammenarbeit zwischen unterschiedlichen Fachbereichen entstehen, denn jeder kann vom Anderen lernen. Probleme entstehen erst, wenn Leute anfangen Dinge zu tun, die sie nicht gelernt haben, bzw. sich in Dinge einmischen, die sie nicht verstehen.

Irrtum Nr. 4: Gute Kosmetik ist immer teuer

Ich weiß, viele Kosmetikerinnen, Schönheitsberaterinnen und Verbraucher sonnen sich gerne mit den großen Namen luxuriöser und teurer Kosmetikfirmen, und hierbei gilt vor allem: „ Je bekannter der Name, desto teurer das Produkt."
Nun, das ist wohl der nächste Irrtum, dass ein gutes Kosmetikprodukt unbedingt teuer sein muss. Zumindest muss es nicht überteuert sein.
Im Gegenteil verhält es sich häufig so, dass die Firmen, die günstige Inhaltsstoffe, wie z. B. das oben erwähnte Paraffin verwenden, sehr viel Geld für ihr Produkt verlangen und die Firmen, die nur naturreine, also eher verhältnismäßig teure Öle verwenden, im Vergleich dazu immens günstig sind.

Allerdings wissen wir natürlich auch, dass Kosmetikprodukte für viele Menschen nicht nur zur Pflege da sind, sondern eher dazu, um ihr minderwertiges Ego und ihr unbedeutendes, sinnloses Dasein mit teuren Tiegeln und großen Namen aufzupolieren.
Mein Beileid. Ich hatte erst vor kurzem eine Kundin, die mir erzählte, dass sie ihr „tütteltü…" Cremedöschen immer mit der günstigen „A… Creme" auffüllt und das steht dann natürlich auf der Gästetoilette, wo es jeder sehen kann.
Man müsste hier eigentlich die Hände über dem Kopf zusammenschlagen und sich insbesondere die Frage stellen, wer denn hier belogen wird. Sind es die Besucher, die die Gästetoilette benutzen oder ist es die Kundin selbst, die sich da was vormacht?
Teure Kosmetik ist ein Statussymbol für viele Menschen, da interessiert nicht, was drin ist, sondern nur was drauf steht und was es gekostet hat, und ob es von gutschi oder wutschi ist.

Wahrscheinlich würden sich manche Leute noch gerne zu ihrer eigenen Wertsteigerung die Namen der Luxusmarken auf die Stirn eintätowieren lassen. Es ist meiner Erfahrung nach besonders bei dieser Art von Klientel aber vollkommen vergeblich, dieses erfolgreich über die Inhaltsstoffe ihrer Cremes und deren Gefährlichkeit aufzuklären. So geartete Menschen leben selbst in einer Scheinwelt, in der sie ihre eigene Wertigkeit aus teuren Kosmetikprodukten ziehen, die sie dann auf ihren „Luxuskörper" auftragen um sich selbst mehr Wert zu geben. Wenn sie ihre Illusionen über das gute und teure Produkt aufgeben würden, so müssten sie auch über den überflüssigen Mist in ihrem restlichen Leben nachdenken, und so würde ihre kleine, kostbare teure Scheinwelt zusammenfallen wie ein Kartenhaus.

Überlegen Sie doch mal, wie viele Menschen sich mit ihrem Besitz definieren, und wie viele mehr noch mit ihrem Äußeren. Wenn wir jung sind, ist das ja noch ganz normal und verständlich, Selbstwert muss man schließlich auch manches Mal hart erarbeiten. Mit dem Älterwerden allerdings sollten wir dann doch ein paar Stärken und Qualitäten entwickelt haben, auf die wir stolz sein können und die uns zu Selbstwert verhelfen, der nicht nur aus dem, was wir besitzen und aus Äußerlichkeiten schöpft, sondern aus innerem Reichtum, Können und der Gewissheit unserer sinnvollen Existenz.
Es ist nicht verwunderlich, dass gerade Frauen ein dickes Problem mit dem Älterwerden haben. Viele davon definieren sich über den Erfolg und das Dasein ihres Ehemannes, da sie vielleicht für ihre Kinder den Beruf an den Nagel gehängt haben oder auch kein Hobby haben, das sie beschäftigt und

ihnen ein Erfolgsgefühl vermitteln würde, das wiederum ihr Selbstvertrauen etwas stärken würde. Also bleibt ihnen nur die Definition über ihr Äußeres. Diese Definition hat aber ihre Tücken, denn welche 40-jährige kann schon äußerlich mit einer 20-jährigen mithalten, und diese Kluft wird mit zunehmendem Alter immer tiefer. Außerdem wird man ja dadurch enorm unter Druck gesetzt, denn es erfordert mit 40 Jahren schon enorm viel Konsequenz und Verzicht, um sich eine gertenschlanke Figur durch kontrollierte, asketische Nahrungsaufnahme und einem Daueraufenthalt im Fitnessstudio zu erhalten.

Manches Mal bleiben dann oft nur noch die Versprechen der Kosmetikindustrie, wenn diese nichts mehr helfen, bleibt nur noch die Spritze und der Griff zum Messer.

Glück haben dann auf alle Fälle die, die an einen guten plastischen Chirurgen oder an einen guten Dermatologen geraten, der Rest bleibt wohl auf der Strecke.

Aber merken Sie nicht, dies ist ein Teufelskreis, denn wo fängt man an und wo hört man auf?

Wer einmal in dieses Fahrwasser gerät, findet wohl schwer wieder heraus. Diese momentane Zeiterscheinung müsste uns doch dennoch irgendwie nachdenklich stimmen, denn die Nebenwirkungen zeigen sich irgendwann.

Und irgendwann wirkt es auch lächerlich, wenn eine erwachsene Frau zwischen 40 und 50 Jahren rumläuft wie eine 17-jährige. Hinten Lyzeum, vorne Museum hat man bei uns immer gesagt.

Meine Damen, stehen Sie doch zu Ihrem Alter! Zeugt es nicht von wahrem Charakter und Selbstvertrauen, wenn man sich so zeigen kann, wie man ist? Lieben wir nicht allzu kantige und selbstbewusste Züge an Anderen?

Schade ist auf jeden Fall, dass heutzutage die Schönheit meist nur noch im Künstlichen gesehen wird.

Unsere Kanten, Macken und Falten sind doch erst gerade das, was unsere Einzigartigkeit ausmacht. Sie zeugen von unserem ganz individuell erlebten persönlichen Leben. Das ist das, was man Ausstrahlung nennt! Das, was uns von anderen unterscheidet, das ist Individualität!

Aber dennoch geht der heutige Trend zu den OP- und Implantatschönheiten, deren Lebenssünden durch Exzesse und Alkohol, Schlafmangel, Solarium und Kettenrauchen mit einer Operation und ein paar Spritzchen beseitigt wurden. Und der Rest, der nicht an sich herumschnippeln und spritzen lässt, erscheint plötzlich als vorzeitig gealtert und von der Natur benachteiligt. Spricht man die Personen dann jedoch auf einen Eingriff an, tun Sie so, als wäre nichts gewesen. Wahrscheinlich liegt es an einer neuen Haartönung! Wir haben uns wohl getäuscht.

Also, nicht dass wir uns falsch verstehen. Körperpflege und Gesichtspflege sind wichtig, die Zeiten sind längst vorbei, in denen wir fast ganz ohne Pflege ausgekommen sind. Jeder sollte auch sein Bestes tun, um seine Haut jung und gesund zu erhalten. Wir müssen nicht so weit ins Rübchenzeitalter zurückkehren, und uns mit der einzigen langweiligen und farblosen Karottencreme pflegen, die im Naturkostladen erhältlich ist und in seltsamen Klamotten wie geschlechtslos im Leben umherirren und nichtschmeckendes Zeug essen.

Diese Zeiten sind doch längst vorüber, die Naturkosmetikhersteller oder aber auch manche andere gut durchdachte kosmetische Konzepte bieten mittlerweile echte Alternativen und Naturkosmetik ist nicht mehr so prüde und farblos, wie die Karottencreme von damals.

Wenn wir pflegen, dann bitte doch mit Produkten, die unserem Organismus keinen Schaden zufügen, denn was bitte nutzt es uns, wenn wir vielleicht schön sind, aber dafür einige Jahre unseres Lebens einbüßen, weil wir unseren Körper Tag für Tag und Jahr für Jahr mit Mist zumüllen.

Und Naturkost schmeckt übrigens mittlerweile hervorragend.

Doch nun zurück zu Paraffin, Silikon & Co. Dies sind nur einige Bestandteile von vielen, die in Verruf geraten sind, da folgen noch so viele.

Und es gibt doch wunderbare pflanzliche Fette und Öle, wie z.B. Mandelöl, Avocadoöl, Arganöl, Traubenkernöl etc., mit ausgesprochen intensiver pflegender Wirkung.

Klar, diese sind in ihrer Gewinnung wesentlich teuer als Paraffin, und zwar um ein Vielfaches. Und die Herstellung eines Kosmetikproduktes und dessen Konservierung ist auf der Basis von pflanzlichen Fetten und Ölen wesentlich aufwändiger, als mit einer Paraffin- oder Silikonbasis, da die pflanzlichen und tierischen Fette leichter und schneller verderben, ja die natürliche Konservierung ist für die Kosmetikhersteller eine wahre Herausforderung, da scheidet sich die Spreu vom Weizen. Der entscheidende Vorteil für den Körper aber ist, dass diese Fette gut aufgenommen werden können, da sie eben die gleiche Fettstruktur besitzen wie die körpereigenen Fette. Das Wort Pflege erhält hier eine vollkommen neue Bedeutung!

Und Profit machen doch auch die Naturkosmetikhersteller. Der bleibt auch hier nicht auf der Strecke. Jeder muss Geld verdienen, aber die Frage ist wie und wodurch...

Doch selbst bei der Herstellung von Kosmetikprodukten auf Paraffin oder Silikonbasis macht es sich so mancher konventioneller Kosmetikhersteller trotz geringer Verderblichkeit sehr leicht. Man fügt eine Reihe von Konservierungsstoffen hinzu, und sofort ist das Problem mit der Haltbarkeit erledigt, ohne viel Mühe und Aufwand.

Chemische Konservierungsstoffe

Parabene

Was gibt es denn nun für chemische Konservierungsstoffe? Lassen Sie uns diese alle mal betrachten.

Fangen wir doch gleich mit den sogenannten Parabenen an. Sie werden immer noch als die verträglichsten aller chemischen Konservierungsstoffe bezeichnet, haben deshalb auch Lebensmittelzulassung, aber sie sind dennoch sehr mit Vorsicht zu genießen. Deklariert werden Parabene in der INCI-Liste auf dem Kosmetikprodukt als Butyl-, Ethyl-, Propyl- und Methylparaben, als Oxybenzoesäure, Oxybenzoat, Metagin, Propagin, etc. Sie werden am häufigsten als Konservierungsstoff in Kosmetika verwendet, da sie gleichermaßen gegen Bakterien und Schimmelpilze wirken. Parabene haben allerdings eine stark allergieauslösende Wirkung.

Außerdem wird Parabenen auch eine pro-Östrogene (Östrogen = weibliches Geschlechtshormon) Wirkung zugeschrieben, die in neueren Studien für eine Erhöhung der Brustkrebsrate verantwortlich gemacht wird. Zwar ist diese Studie in der Fachwelt noch sehr umstritten, dennoch warnt die deutsche Krebsgesellschaft vor der Verwendung von Produkten, die Parabene enthalten.

Manche der großen Kosmetikkonzerne reagieren auf die Frage, warum sie in ihren Produkten Parabene zur Konservierung verwenden mit der Antwort, dass diese auch in ähnlicher Form in der Natur vorkämen.

Dies ist eine wirklich sehr ungeschickte Argumentation.

Würden sie einen grünen Knollenblätterpilz essen, nur weil dieser auch in der Natur vorkommt?

Parabene (chemischer Name ist Parahydroxybenzoesäure) kommen natürlicherweise auch in anderer chemischer Form, nämlich als PHB-Ester in Pflanzen vor, wie z.B. in Salicylsäure, in Thymol, in Vanillin oder auch in anderen Gewürzen, aber auch hier kommt es bei Kontakt häufig zu allergischen Reaktionen.

Also bitte, auch wenn eine Studie noch nicht offiziell bestätigt ist, wollen sie nach wie vor Versuchskaninchen für die Kosmetikindustrie spielen und abwarten, was mit ihrem Körper passiert, wenn sie sich noch 30 Jahre mit parabenhaltigen Cremes pflegen?
Was glauben Sie eigentlich, was mit den chemischen Konservierungsstoffen geschieht, wenn Sie die Creme auf die Haut aufgetragen haben? Sind diese dann weg? Ich glaube nicht, denn sie sind in erster Linie dazu da, um Microorganismen abzutöten. Und auf der Haut sind auch Microorganismen, die dem Körper aber nichts ausmachen, im Gegenteil, wir brauchen diese zum Teil für das Funktionieren unseres Körpers. Glauben Sie, die chemischen Konservierungsstoffe unterscheiden, ob das, was Sie abtöten, für uns nützlich oder schädlich ist?
Und glauben Sie, unsere Haut kann bei der Aufnahme der Inhaltsstoffe einer Creme unterscheiden, ob dieser Inhaltsstoff gut oder schlecht für den Körper ist?

„Studie: Kosmetikwirkstoff Methylparaben begünstigt unter UV-Strahlung die Hautalterung
Methylparaben, ein Konservierungsstoff, der in der Kosmetik weit verbreitet ist, fördert den Alterungsprozess der Hautzellen, wenn er UV-Strahlung ausgesetzt ist und führt zur

Bildung von Falten sowie Altersflecken, stellten Forscher aus Japan in einer Untersuchung fest.

„Methylparaben ist der am häufigsten verwendete Konservierungsstoff in Kosmetikprodukten. Sie finden ihn in Foundations, Pudern, Lotionen und Hautmilchs aufgrund seiner guten antibakteriellen Eigenschaften und zur milden Stimulation der Haut. Ironischerweise werde der Wirkstoff auch in Produkten eingesetzt, die die Folgen von UV-Strahlen auf die Haut reduzieren sollen," sagten die Forscher.

„Ich glaube, dass die Menschen starke und direkte Sonneneinstrahlung meiden sollten, wenn Sie Produkte verwenden, die Methylparaben beinhalten", sagte Professor Toshikazu Yoshikawa, der das Team der Forscher an der Kyoto Prefectual University of Medicine leitete.

Professor Yoshikawas Team führte die Untersuchung mit dem Ziel durch, alle Nebeneffekte des Wirkstoffs, die bisher unter staatlichen Standards als sicher galten, bei normalem Einsatz zu ermitteln.

Die Forscher fügten Hautzellen Methylparaben in einer Konzentration ähnlich dem Einsatz in Kosmetika zu. Die Hautzellen wurden dann etwa 30 Millijoules pro Quadratzentimeter ultravioletter Strahlung ausgesetzt; dies entspricht ungefähr dem durchschnittlichen Wert an einem Sommertag. Etwa 19 % der Hautzellen starben ab – die Absterberate bei Hautzellen ohne Methylparaben lag dagegen nur bei 6 %, so Professor Yoshikawa.

Der Wert von Lipid-Peroxid, der treibenden Kraft hinter dem Alterungsprozess bei den Hautzellen, die Methylparaben zugeführt bekamen, war etwa drei mal höher, als bei den unbehandelten Hautzellen. Lipid-Peroxid wird in oxidierten

Zellen gebildet, wenn diese ultraviolettem Licht ausgesetzt werden.

„Die Ergebnisse belegen, dass Methylparaben, wenn es der UV-Strahlung ausgesetzt wird, den Alterungsprozess der Haut beschleunigt", sagte Professor Yoshikawa abschließend."
4) The Asahi Shimbun 2006; http://www.cosmetic-business.com/showartikel.php?art_id=796, Produkte/F&E/Marken : 23.01.2006

Es ist doch sehr amüsant, wenn man den vorangegangenen Artikel zusammenfassend betrachtet und vor allem auch weiß, dass gerade die Anti-Aging Cremes mit Methylparaben konserviert werden. Und dann muss man erfahren, dass man damit genau das Gegenteil erreicht, also die Haut unter UV-Licht-Einfluss wesentlich schneller altert!!!
Was nützt uns eine Anti-Aging Creme mit ein bis zwei tollen Wirkstoffen, die verjüngend wirken, wenn andere Bestandteile des Produktes genau das Gegenteil bewirken???? Und dafür hat man dann auch noch horrende Summen an Geld ausgegeben...

Eines der renommiertesten deutschen Dermatologie-Lehrbücher der Professoren Braun-Falco, Plewig, Wolff, das für die Facharzt-Ausbildung der Hautärzte als unentbehrlich gilt, nennt auf Seite 418 als „Kontaktallergene in Kosmetika" unter anderem die Parabene und die Duftstoffe. Ebenso das in der medizinischen Ausbildung häufig genutzte Lehrbuch „Dermatologie" von Professor Dr. Jung nennt in der Reihe der häufigsten Allergene die Duftstoffe und die Parabene.
Und bereits 1988 veröffentlichte De Groot von der staatlichen Universität Groningen, dass etwa 10 % der erwachsenen

Bevölkerung in einem Zeitraum von 5 Jahren Hautprobleme durch die Verwendung von Kosmetika erleiden würde.

„Medizin
Brustkrebs durch Deodorant
Britische Wissenschaftler sehen einen Zusammenhang zwischen Brustkrebserkrankungen und Deodorants. Rückstände eines Konservierungsmittels, das in Deodorants, Kosmetika und Arzneimitteln verwendet wird, seien in Krebstumoren nachgewiesen worden, berichtet die britische Fachzeitschrift „Journal of Applied Toxicology". Die Biologin Philippa Darbre von der Universität in Reading hat 20 Brustkrebstumoren untersucht und dabei Rückstände des in Deodorants enthaltenen Konservierungsmittels Paraben entdeckt. „Wenn Menschen mit diesen chemischen Stoffen in Berührung kommen, sammeln sie sich im Körper an", sagt Darbre. Es wäre daher ratsam, diese Konservierungsmittel nicht wie bisher in Kosmetika zu benutzen, die mit der Brustgegend in Berührung kommen. Mehr Forschung sei aber nötig. Das fordert auch Krebsforscher Richard Sullivan: „Auch wenn es eine interessante Studie ist, muss man doch sagen, dass die Anzahl der untersuchten Tumoren sehr gering war."
5) dpa, Die Welt, Axel Springer AG, Montag 12.01.2004, Seite 27

Ich glaube dies sind genügend Fakten, die uns zur Vorsicht ermahnen, was den Umgang mit chemischen Konservierungsstoffen anbelangt, auch wenn es vorerst als eine noch nicht beweiskräftige Studie betrachtet wird.
Ich selbst habe es erlebt, als ich noch bei einer „renommierten weltweit verbreiteten Kosmetikfirma" als Kosmetikerin arbeitete, dass viele verunsicherte Kundinnen nach der

Verwendung von Paraffin und Parabenen in den Kosmetikprodukten fragten. Was zumindest bestätigt, dass die Verbraucher sich nicht mehr alle verschaukeln lassen und langsam etwas hellhöriger werden und vorsichtiger, in der Auswahl ihrer Produkte.

Und ich hatte dort in sehr kurzer Zeit sehr viele Frauen mit der Diagnose Brustkrebs als Kundinnen.

Dies hat mir sehr zu denken gegeben.

Durch Zufall bin ich neulich auf einen Artikel in einer Zeitschrift gestossen, der für mich so paradox war, dass ich lachen musste, obwohl dieses Thema nicht unbedingt Anlass zum Lachen gibt.

Ein Model war als Botschafterin für eine Parfümerienkette unterwegs und versuchte Frauen, die an Krebs erkrankt waren mithilfe von Kosmetik und Make-Up zu helfen, mit der Krankheit umzugehen.

Ich möchte nun dem Model nichts Böses unterstellen, denn es weiß bestimmt auch nicht, was sich in Kosmetika alles für Inhaltsstoffe befinden, die mit der Krankheit Krebs in Verbindung zu bringen wären.

Aber wie will man nun bitte den Teufel mit dem Beelzebub austreiben?

Das verhält sich ungefähr so, wie wenn man einen Waldbrand mit dem Gasbrenner löschen will.

Nun, es reicht wohl noch nicht aus, wenn unsere armen Mitlebewesen namens Tiere, oder auch Versuchskaninchen, Ratten, Mäuse oder Hunde ihr klägliches Dasein dazu fristen, dass man an ihnen ausprobiert, welcher Inhaltsstoff nun als Anti-Aging Wirkstoff gut ist oder schlecht um im Anschluss an den Folgen elendig und kläglich zu verenden.

Zumal diese armen Geschöpfe in der nahen Zukunft angesichts der Tatsache, dass Tierversuche nun bald verboten sind, noch mehr maltraitiert werden, um unser Potential an Wirkstoffen im Labor vorher noch vollständig ausgeschöpft zu haben.

Man sollte vielleicht mal darüber nachdenken, ob die geringe Aussicht auf eine Verbesserung des eigenen Aussehens das wettmachen könnte, dass ein Tier für einen kosmetischen Inhaltsstoff gequält und getötet wird.

Ich denke, das ist eine Frage der persönlichen Moral und Ethik, über die jeder immer wieder einmal nachdenken sollte.

Wenn wir schon dabei sind, über Tierquälerei zu plaudern, habe ich da nochmals etwas für die, die Ihrer Hautalterung manchmal mit einem Spritzchen nachhelfen. Ja, richtig, ich meine den „Faltenkiller" Botox. Als ich vor kurzem erfahren hatte, auf welche Art und Weise Botox hergestellt wird, war ich wieder mal über so viel Unmenschlichkeit schockiert.

Bevor sie sich das nächste Spritzchen injizieren lassen, von dem natürlich niemand etwas wissen darf, möchte ich, dass Sie wissen wie Botox hergestellt wird.

Botox wird im sogenannten LD 50 Verfahren hergestellt.

Dabei wird das Bakteriengift verschiedenen Gruppen von Tieren in unterschiedlicher Verdünnung in die Bauchhöhle gespritzt. So kann man dann die Menge ermitteln, bei der genau die Hälfte der Tiere stirbt, oder sollte ich vielleicht besser krepiert sagen? Dies wird LD50-Test (LD50 = tödliche Dosis bei 50% der Tiere) genannt.

Für diese Tiere, im Normalfall mindestens 100 pro Produktionseinheit, ist das eine riesengroße Qual, denn sie durchleiden Muskellähmungen, Sehstörungen, Atemnot, was sich über drei oder vier Tage hinziehen kann, bis die Tiere dann nun elendig ersticken.

Nicht, dass grundsätzlich etwas dagegen spricht, wenn sich jemand stark verdünntes Bakteriengift injizieren lässt, um faltenfreier auszusehen, das ist jedermanns persönliche Angelegenheit, das Risiko hierfür trägt man selbst. (Auch wenn ich es aus persönlicher Sicht nicht unbedingt empfehlen würde, sich ein Nervengift, das in stärkster Verdünnung immer noch in der Lage ist, einen Muskel zu lähmen, in Gehirnnähe – Gehirnzellen sind Nervenzellen- einspritzen zu lassen). Doch auch wenn Botox faltenfrei macht, heißt das noch lange nicht, dass wir dafür Tiere krepieren lassen dürfen.

Aber auch was all die anderen Inhaltsstoffe anbelangt, die im Namen der Schönheit in zahllosen Versuchsreihen immer wieder an Tieren getestet werden, gehen meiner Meinung nach die Tierversuche zu weit. Wenn der Mensch unbedingt schön sein will, soll er die Tiere außen vor lassen.

Und ich bin ebenfalls der Meinung, die Kosmetikindustrie sollte auch uns Menschen nicht als Versuchskaninchen benutzen.

Oder wollen sie wirklich freiwillig Versuchskaninchen sein? Ich will es nicht.

Zumal nutzen die Hersteller die zulässigen Höchstgrenzen von Inhaltsstoffen, wie z.B. bei Konservierungsstoffen wie Parabenen innerhalb von Kosmetika bis aufs Äußerste aus.

In manchen Produkten findet man bis zu vier verschiedene Parabene.

Vielleicht liegt auch eine Teilschuld am Verbraucher, der ja selbst auch hohe Anforderungen an die Haltbarkeitsdauer von Kosmetika stellt. Es ist aber meiner Meinung nach nicht unbedingt notwendig, dass in unserem Badezimmer zwanzig angebrochene Tiegel unterschiedlicher Cremes herumstehen.

Da wird mir dann auch klar, warum die Kosmetikprodukte bei manchen Verbrauchern auch mit 3 Jahren Haltbarkeit immer noch zu wenig konserviert sind. Man muss seine Tiegelchen ja auch nicht unter allen Umständen in die Wüste, zum Triathlon und anschließend aufs Packeis mitnehmen. Diese Strapazen hält kein verderbliches Produkt aus, das muss uns von vornherein klar sein.

Es müsste doch möglich sein, auch als Frau mit maximal 3-4 Cremetiegelchen klarzukommen. Verwenden Sie einfach ein Produkt nach dem anderen. Und Naturkosmetik ist auch angebrochen zwischen 3 und 4 Monaten haltbar. Ohne Parabene und andere chemische Konservierungsstoffe.

Nun zu den anderen Arten von Konservierungsstoffen, die in Kosmetika sehr häufig verwendet werden, und was deren Bedenklichkeit anbelangt, sieht es da nicht gerade wesentlich besser aus. Im Gegenteil.

Halogenorganische Verbindungen

Haben Sie schon mal etwas von halogenorganischen Verbindungen gehört? Diese sind oft als Konservierungsmittel oder Farbstoffe in Kosmetikprodukten enthalten. Als Konservierungsmittel sind diese sehr wirksam, allerdings auch sehr umstritten, da diese als allergieauslösend und eiweißverändernd gelten und so auch zellschädigend wirken können.

Weiterhin können sie sich im Gewebe anreichern und dies zersetzen. Sie gelten als erbgutverändernd, wirken toxisch und können gefährliche Nitrosamine bilden. Diese sind stark krebserregende Substanzen.

Einige der halogenorganischen Substanzen wurden eingeführt, um das krebsverdächtige Formaldehyd zu ersetzen. Doch auch von den halogenorganischen Verbindungen, von denen es tausende gibt, gehen solche Gefahren aus. Die wichtigsten Halogene heißen Chlor, Iod, Fluor oder Brom.

So finden sie diese Verbindungen auf der INCI-Liste der Kosmetikprodukte auch in Wörtern die bromo, chloro, iodo oder fluoro enthalten.

Sie werden nicht nur in Kosmetika, sondern auch in Reinigungsmitteln, feuchten Toilettentüchern oder Latexfarben als Konservierungsstoff eingesetzt, insofern lauern diese Gefahren auch woanders.

Triclosan

So z.B. bei einer besonders problematischen halogen-organischen Verbindung, nämlich dem Triclosan. Triclosan ist ein chemisches Desinfektions- und Konservierungsmittel, das eingesetzt wird, um bakterielles Wachstum einzudämmen und die Haltbarkeit verschiedener Produkte zu verlängern.

Triclosan wird allerdings auch immer öfter eingesetzt, um Gerüche wie z.b. Schweißgeruch zu unterminieren und ist somit auch in Deos, Zahncremes, aber auch in Cremes, Waschgelen und Lotionen zu finden. Ein weiteres Einsatzgebiet von Triclosan sind Teppiche, Toilettenpapier und sogar Kinderspielzeug, Textilien mit antibakterieller Ausrüstung, etc.

Ebenso wird Triclosan in Arztpraxen und Krankenhäusern zur Desinfektion eingesetzt.

Triclosan kann im Körper die Leberfunktion beeinträchtigen und schädigt das Erbgut von Hefen, was die Hersteller von Triclosan natürlich bestreiten.

Triclosan ist häufig mit Dioxinen verunreinigt, die sich im Körper anreichern können. Außerdem kann sich Triclosan unter Lichteinfluss in Dioxine umwandeln. Einige Dioxine lösen schon in geringen Mengen Chlorakne aus, andere sind potentielle Krebserreger. Triclosan kann in der Muttermilch nachgewiesen werden und steht im Verdacht, Antibiotikaresistenzen zu fördern. Die Umweltchemikalie Triclosan lagert sich aufgrund dessen, dass sie sehr schwer abbaubar ist, in Sedimenten von Flüssen und Fischen an. Sie kann Allergien hervorrufen und die Hautflora beeinträchtigen. So erhält Triclosan nicht etwas Wichtiges gesund, sondern stört eher die Hautflora mitsamt ihren Microorganismen.

Triclosan wird Kosmetika als Konservierungsmittel in einer Dosierung von höchstens 0,3 % zugesetzt. Höhere Konzentrationen dürfen aber auch zum Einsatz kommen, wenn dies zu spezifischen Zwecken geschieht. Triclosan wird z.B. in Deos eingesetzt, um das Bakterienwachstum auf der Haut einzudämmen und Schweißgeruch zu reduzieren. Da die Substanz in diesem Fall nicht als Konservierungsmittel eingesetzt wird entfällt damit die festgelegte Konzentrationsbeschränkung.

Weiterhin können halogenorganische Verbindungen, wie Triclosan, nicht nur zu Gesundheitsschäden führen, wenn sie in den Körper gelangen, sie reichern sich noch dazu auch in der Umwelt an. Auch schädigt Triclosan die Hautflora in nicht unerheblichem Maße.

Nun frage ich Sie, meine verehrten Leser und Leserinnen: „Spinnen wir, oder spinnen die Konzerne da draußen?" Aber ich habe hierzu noch eine kleine Anekdote.

Auf meiner langen Suche nach gut verträglichen kosmetischen Produkten bin ich unter anderem auf eine Kosmetikfirma gestoßen, die sich mit ihrem hervorragenden Wissen über Haut und Kosmetikprodukte, Behandlungen und dergleichen rühmt. Die Produktion von Kosmetikprodukten, so sagte mir eine Mitarbeiterin der Firma, sei erst aufgrund der Nachfrage und dem hervorragenden langjährigen Know How der Gründerin der Firma entstanden und würde eben genau dieses Wissen um die Pflege der Haut umsetzen. Die Firma wirbt damit, dass sie keine Paraffine und keinen Alkohol verwende, der die Haut austrocknen könnte. Ebenso benutze diese keine irritierenden Farb- und Duftstoffe. Weiterhin wirbt diese damit, dass sie bei der Entwicklung ihrer Produkte auf

Umweltverträglichkeit achten würden und garantieren gleichzeitig, dass alle Bestandteile aus ökologisch unbedenklichen Quellen stammten und recyclebar verpackt seien. Ja, und genau solchen Aussagen gehen dann Verbraucher und zu einem sehr großen Teil auch Kosmetikerinnen, die schon mal was von negativen Auswirkungen von Paraffin oder einem anderen Stoff wie Paraben gehört haben, dann auf den Leim.

Ohne Paraffin, dafür mit Silikon und Triclosan (ich denke, meine Ausführungen zu Silikon und Triclosan vorher genügen hierzu).
Wie will man auch hier „ den Teufel mit dem Beelzebub austreiben?".
Ob man jetzt erschossen oder erwürgt wird, das ist vom Ergebnis her egal. Tot ist tot.
Aber die Verkaufsargumente ziehen dennoch, sowohl beim Verbraucher als auch bei den Kosmetikerinnen.
Sie sehen, dass hier Aufklärung wirklich Not tut.
Und was ich dennoch nicht verstehe, wie kann eine Firma ein so umfassendes Wissen um die Beschaffenheit und Pflege der Haut haben, wenn sie in einigen ihrer Produkte unter anderem Triclosan als Inhaltsstoff enthalten hat?
Herzlichen Dank an die Vorbildsfirma für ihre Kompetenz in Sachen Hautpflege. Solche Firmen vermitteln Kosmetikerinnen und dem Verbraucher dann auch noch den Eindruck, sie hätten mit der Wahl ihrer Produkte das Non plus Ultra getroffen. Na dann: „Gute Nacht!"
Aber die Liste gefährlicher Konservierungsstoffe in Kosmetika ist hier noch nicht zu Ende und die Vorbildsfirma ist wohl leider auch kein Einzelfall. Es gibt leider viele Firmen, die Triclosan in ihren Produkten verwenden.

Formaldehyd und Formaldehydabspalter

Betrachten wir doch als nächsten in Kosmetikprodukten vielfach eingesetzten Konservierungsstoff das Formaldehyd und die Formaldehyd-Abspalter.

Formaldehyd ist eine der reaktivsten uns bekannten Chemikalien, denn es ist in der Lage Amine, aromatische Verbindungen und Aldehyde umzuwandeln. Im Chemikalienrecht ist es so, dass Formaldehyd früher als Stoff mit krebserregender Wirkung der Kategorie drei eingestuft wurde. Die Stoffe dieser Kategorie geben wegen möglicher krebserregender Wirkung Anlass zur Besorgnis.

Diese Folgerung zieht man aus Tierversuchen, aber dennoch gab es bis vor kurzem noch nicht ausreichend Informationen für eine ausreichenden Beurteilung und eine strengere Einstufung des Stoffes.

Im Juni 2004 hat die International Agency for Research on Cancer (IARC), die zur Weltgesundheitsorganisation (WHO) gehört, die Bewertung von Formaldehyd und das Krebsrisiko, das von diesem ausgeht, verschärft. Bislang als „für den Menschen wahrscheinlich krebserregend" bewertet, stufen Forscher Formaldehyd nun als „für den Menschen krebserregend" ein. Diskutiert wird hierbei vor allem die vermehrte Entstehung von Nasopharynxkarzinomen und anderen Krebserkrankungen des Nasenraums und die Entstehung von Leukämie in Industrieländern.

Sie kennen Formaldehyd und die Diskussionen über seine Gefährlichkeit vielleicht schon von früher, bekannt aus dem Einsatz in Spanplatten oder Holzschutzmitteln.

Formaldehyd ist als Konservierungsmittel nach INCI in Kosmetikprodukten zugelassen, es darf in Dosen bis 0,2%

zugesetzt werden, was dann aber auf der Packung vermerkt werden muss. Formaldehyd ist ein Umweltschadstoff, der billig zu produzieren ist. Obwohl es mittlerweile als krebserregend eingestuft wird, darf es dennoch nach wie vor in Kosmetika zum Einsatz kommen, was wohl an dem breiten Wirkungsspektrum von Formaldehyd liegen mag. Es kann leicht in Zellen eindringen und wirkt gegen Pilze und Sporen, Viren und Bakterien gleichermaßen.

Genauso kritisch ist der Einsatz von Formaldehydabspaltern in Kosmetika, da sie genauso oder zum Teil noch stärker mikrobiell wirken, wie Formaldehyd selbst. Formaldehydabspalter werden auch als Formaldehyddonatoren oder Formaldehyd-Depotstoffe bezeichnet. Diese Konservierungsmittel enthalten Formaldehyd in gebundener Form und können es nach und nach abgeben.

Man findet Formaldehyd Abspalter in der INCI unter folgenden Bezeichnungen: Imidazolidinyl-Harnstoff, Bronopol (2-Bromo-2-Nitropropane-1,3-Diol), 3-Dioxane Diazolidinyl Urea (Harnstoff), DMDM Hydantoin Benzylhemiformal, 5-Bromo-5-nitro-1,3-dioxane, Diazolidinyl Urea, Imidazolidinyl Urea, Quaternium-15, DMDM Hydantoin, Sodium Hydroxymethylglycinate, Methenamine.

Reines Formaldehyd steht als Formaldehyde auf der Verpackung eines Kosmetikproduktes, ein häufig eingesetztes formaldehydhaltiges Harz in Nagellacken ist Tosylamide/Formaldehyde Resin. Wenn keine Formaldehyd/-abspalter deklariert sind, heißt das noch lange nicht, dass der Stoff nicht im Produkt enthalten ist, denn Kosmetika können diese Substanzen auch aus Verunreinigungen oder Vorkonservierungen enthalten. (das heißt, die Rohstoffe, aus denen

das fertige Kosmetikprodukt besteht, können bereits mit Formaldehyd konserviert worden sein.
So kann das fertige Produkt dann ebenso Formaldehyd enthalten, ohne dass es auf der INCI-Liste steht.
6) Vgl. Öko-Test, Die große Kosmetikliste Nr. 01, 15. November 2004, Seite 64/65

Als ich noch als angestellte Kosmetikerin bei „einer renommierten weltweit verbreiteten Kosmetikfirma" arbeitete, hatten wir, die Neulinge der Firma auch einen kleinen Exkurs bei der zuständigen Dame für Verbraucherfragen. Diese war also hauptsächlich dafür da, um die berechtigten Bedenken verunsicherter Kunden, die sich Sorgen um die von der Firma verwendeten Inhaltsstoffe und deren Auswirkungen auf die Gesundheit machten, auszuräumen.

Diese erzählte uns, den Einsatz des Inhaltsstoffs Formaldehyd und Formaldehydabspalter betreffend und verteidigend, dass schließlich ein gärender Apfel auch Formaldehyd abspalten würde, also wäre das Formaldehyd in deren Produkten auch so harmlos wie das in einem gärenden Apfel und hätte in deren Produkten absolute Berechtigung.
Nun meine bescheidene Frage an Sie:
Essen Sie jeden Tag morgens, mittags und abends gärende Äpfel? Denn so ist auch die Empfehlung der Firma zur Anwendung ihrer Produkte.
Am besten stündlich eines davon auftragen.
Ich bin mir sicher, wenn ich jeden Tag gärende Äpfel essen würde, würde ich genauso krebskrank werden wie der kürzlich an einem Krebsleiden verstorbene Gründer dieser Kosmetikfirma.

Das verhält sich genauso wie mit dem Gift Arsen. In der Tomate, in der es natürlicherweise enthalten ist und die man hie und da zu sich nimmt, ist es harmlos. Wenn man es nun auch noch in andere Lebensmittel und Kosmetika mischen würde, wäre es auf Dauer für unseren Körper tödlich.

Aber es reicht noch nicht aus, dass weltweit bekannte und weit verbreitete Kosmetikhersteller Formaldehyd und Formaldehyd-Abspalter zur Konservierung in ihren Kosmetika einsetzen. Sondern es ist auch noch dazu so, dass gerade solche weltweit verbreiteten Kosmetikfirmen mit natürlichem Image für ihre Produkte werben.
So wird der Verbraucher oft irregeführt und meint, bei dem gekauften Produkt handle es sich um natürliche unbedenkliche Kosmetik, was aber leider nicht wahr ist.

Kosmetikfirmen werben mit saftigen, grünen Blättern, lecker aussehenden Früchten und Wortbestandteilen wie „bio" oder „natur", nur ist leider der geringste Teil des Produktes natürlich.
Leider gibt es bei uns in Deutschland keine gesetzliche Bestimmung für Naturkosmetik. D.h. jeder kann die Wortbestandteile „natur" oder „bio" verwenden, wie er will. Besonders interessant finde ich immer die Aufschriften: „Mit natürlichem Saft der Aloe" oder ähnlichem.
Doch auch hier wird der Verbraucher irregeführt, das heißt meistens nur, dass der klägliche Rest des Produktes aus der Chemieküche kommt.

Wie oft musste ich die Erfahrung machen, wenn ich gerade bei Produkten mit besonders natürlicher Aufmachung genauer nachfragte, wie denn die Produkte konserviert seien, als

Antwort bekam: „ Ja … ein bisschen konserviert sind sie schon,… das ist ja vom Gesetzgeber vorgeschrieben.…"

Und erst nach ausdrücklicher Nachfrage und der Bitte um eine Auflistung der verwendeten Inhaltsstoffe wirklich Auskunft bekam. Mit Grauen musste ich feststellen, was manche Firmen unter ein bisschen Konservierung verstehen.

Also zumindest weiß ich nun, dass zwei verschiedene Parabene und halogenorganische Verbindungen zusammen im Produkt „ein bisschen konserviert" bedeuten. Und Paraffin, Vaselin und Silikonöl machten das „so natürliche Produkt" dann auch nicht wesentlich attraktiver.

Solche Firmen wie hier beschrieben, finden wir im Wellnessbereich. Nicht nur, dass die Schulungen mancher Wellnessgurus weit überteuert angeboten werden, deren Ausbildungsinhalte sich dann nicht mal mit den Versprechungen der Vorabinformationen decken. Erst vor kurzem hatte ich wieder ein erfreuliches Erlebnis, als ich bei einem Anbieter von Wellnesseinrichtungen zwei Schulungen gebucht hatte, sollte ich laut Kursinformation alles Wissenswerte über bestimmte Arten von Körperbehandlungen lernen und das für bescheidene 495, --Euro in zweieinhalb Tagen. Dort angekommen sollte ich dann für die Bereitstellung der in der Schulung angewendeten Rezepturen nochmals 42,-- Euro abdrücken, was meiner Meinung nach nicht nur Betrug sondern auch absoluter Wucher ist. Vor allem wenn dann noch dazu am Material gespart wird, denn ich dachte, ich höre nicht richtig, als mir die Schulungsleiterin erzählte, dass die für die Massagen benutzten Kräuterstempel den ganzen Tag nicht ausgetauscht würden, da diese ja relativ teuer wären. (Was dann bedeutet, dass der letzte Kunde für die Kräuterstempelmassage die kompletten Schlacken aller

Kunden vor ihm abkriegt, die die Kräuterstempel und das Öl ja wunderbar in der Lage sind, aufzunehmen.)
Leider ist auch dies kein Einzelfall.

Doch nun zurück zu Formaldehyd. Seine weiteren Einsatzgebiete sind in der Kosmetik z.B. Nagellacke. Diese Substanz ist in der Lage, Nägel zu härten und findet seinen Einsatz deshalb häufig in Produkten zum Nagelhärten. Zudem werden in Nagellacken selbst immer noch formaldehydhaltige Harze eingesetzt, die zu Hautausschlägen und Ekzemen führen können. Sichtbar wird dies an allen Stellen, die mit den Nägeln in Kontakt kommen, besonders aber an empfindlicheren Hautpartien wie Gesicht oder Hals.

Ebenso kann Formaldehyd manchmal auch aus den für Selbstbräuner eingesetzten Wirkstoffen freigesetzt werden.
Dieser in Selbstbräunern eingesetzte Stoff heißt Dihydroxyaceton (DHA). Er darf in Selbstbräunungsmitteln in einer Konzentration von zwei bis sechs Prozent enthalten sein, wobei hier die Bräune umso intensiver ausfällt, je mehr DHA im Selbstbräuner eingesetzt wird. Der Wirkstoff dringt dabei in die oberen Schichten der Haut ein, wo er innerhalb von einigen Stunden mit den Eiweißbausteinen der Hornschicht reagiert und dann die Haut bräunlich tönt. DHA kann aber bei längerer Einwirkung von Wärme auch zerfallen, wobei auch Formaldehyd entstehen kann. Umso wichtiger ist es deshalb für die Hersteller, Parfümerien und Drogerien, die Lagerzeiten bei DHA nicht zu lange zu gestalten und die Substanz selbst wie auch das fertige Produkt kühl zu lagern. Auch die Zusammensetzung des Produkts spielt hier eine große Rolle. Wasser z.B. kann die Entstehung von Formaldehyd fördern und jedes Produkt enthält Wasser. Nun ist auf jeden Fall

verständlich, warum viele Menschen empfindlich auf Selbstbräuner reagieren.
7) ebenda

Auch Methanol (Methylalkohol, Methylene) ist in der Lage, Formaldehyd zu produzieren. Methanol ist eine farblose, leicht brennbare und flüchtige Flüssigkeit, die bei Verzehr beim Menschen zur Erblindung oder zum Tod führt.
Denn bei der Verdauung oxidiert Methanol in der Leber dann zu Formaldehyd und später zu Ameisensäure. Das giftige Formaldehyd führt dann zur Schädigung des Zentralnervensystems. So kann man vielleicht nachvollziehen, dass Methanol als ein starkes Zellgift, auf keinen Fall auf der Zutatenliste von Kosmetika stehen sollte. Dennoch hat Methanol nach wie vor eine INCI-Zulassung, was seine Ursache wohl in der Tatsache hat, dass sich Methanol zu Formaldehyd oxidieren lässt. In Kosmetika reichen bereits 0,05% Formaldehyd aus, damit diese billig und zuverlässig konserviert sind, was man als Hersteller bereits mit weniger als 1% Methanol erreichen kann.
Das schlimmste an dieser Tatsache ist nicht nur, dass hier das so bedenkliche Formaldehyd in kosmetischen Erzeugnissen enthalten ist, sondern dass solche Produkte auch noch als „Frei von Konservierungsmitteln" bezeichnet werden dürfen.
9) Vgl.Knieriemen, Heinz; Pfyl, Paul Silas; Kosmetik-Inhaltsstoffe von A-Z, AT-Verlag Baden und München 2. Auflage 2006, Seite 128

Übrigens bin ich neulich erst auf einen Artikel im Internet gestossen, der sich mit dem Süssungsmittel Aspartam beschäftigte. Aus diesem Artikel ging unter anderem hervor, dass auch Aspartam, das in den meisten light-Produkten enthalten ist, wenn es vom Körper verstoffwechselt wird, in seine Grundsubstanzen zerfällt: Aparaginsäure, Phenylanalin und Methanol!

So, nun überlegen wir mal gemeinsam, was wir denn in der Vergangenheit alles verzehrt und gecremt haben…

Wenn ich nur mal kurz darüber nachdenke, welche Menge mein Körper bisher bereits unwissentlich an bedenklichen Inhaltsstoffen aufgenommen hat und immer noch unfreiwillig aufnimmt, so denke ich, müsste ich nach meinem Tod wahrscheinlich als Sondermüll entsorgt werden. Mir wird nun klar, warum viele meiner Kunden an einer Form von Akne leiden, die sehr sehr schwer zu behandeln ist.

Und Akne ist hier wahrscheinlich noch das kleinere Problem.

Na, wie geht es Ihnen denn so? Bekommt man da nicht so richtig Lust auf Wellness und Körperpflege? Und was man auf alle Fälle bekommt ist viel Vertrauen in die Verbände und Kosmetikhersteller.

Sie wollen ja alle unser Bestes.

Wenn das Beste unser Tod ist, dann mögen diese Recht behalten.

Was nutzt uns eine sonst allzu gesunde Lebensweise, wenn wir aus allen Richtungen mit solch gravierend wirkenden Giften zugeschüttet werden.

Mein Motto bei der Körperpflege ist eigentlich immer folgendes:

„Das, was ich bedenkenlos essen könnte, schadet meiner Haut und meinem Körper auch nicht".

Herkömmliche Kosmetika wären aber, was deren Inhaltsstoffe anbelangt, mit Sicherheit nicht zum Verzehr geeignet. Komischerweise ist in Deutschland zwar ein vermehrter Trend zu Bio-Produkten bemerkbar, doch bei der Kosmetik hapert`s noch ein wenig. Hier mangelt es wohl immer noch an Aufklärung.

Anscheinend geht der Verbraucher davon aus, dass das, was auf die Haut aufgetragen wird, draußen bleibt.

Leider ist das nicht der Fall.

Farbstoffe

Doch zurück zur Chemie. Nicht mal beim Haarefärben bleiben die Inhaltsstoffe der Farbe allein auf dem Haar, sondern dringen auch über die Kopfhaut oder Atmung in unseren Körper ein.

Hierbei lösen einige Farbstoffe auch Allergien aus und manche davon gelten sogar als Krebserreger, z.B. die aromatischen Amine, wie das Phenylendiamin (PDA) oder 2,5-Toluylendiamin (TDA), die in zahlreichen Haarfärbemitteln enthalten sind. Als Zerfallsprodukt kann man aromatische oder auch alipathische Amine auch in Lebensmitteln und Kosmetika finden. Ein weitreichend bekanntes aromatisches Amin ist das Anilin. Anilin kann sich im Zusammenhang mit Azofarbstoffen als Reaktionsprodukt in Kosmetika bilden. Sehr giftig sind dabei vor allem die als stark krebserregend geltenden Nitrosamine, die sich auch aus in der Nahrung enthaltenen Nitriten und organischen Verbindungen im Magen entwickeln können. Diese können durch verunreinigte Rohstoffe in Kosmetika gelangen, aber, wie bereits vorher beschrieben auch durch halogenorganische Verbindungen in Kosmetika entstehen.

Wie Öko-Test in der Kosmetik-Liste Nr. 01 schreibt, wurde laut einer Studie der Universität von Los Angeles festgestellt, dass Frauen, die einmal im Monat Oxidationshaarfarben verwenden ihr Risiko, an Blasenkrebs zu erkranken, verdoppeln. Je länger sie sich die Haare färben desto höher ist dabei das Krebsrisiko. Noch schlimmer dran sind laut der Studie Friseure mit mehr als zehnjährigen Berufstätigkeit, denn diese erkrankten fünfmal häufiger an Blasenkrebs.

Blasenkrebs gilt bei Chemiearbeitern, die mit aromatischen Aminen umgehen, als Berufskrankheit.

Bei vielen Haarfärbemitteln steht unter anderem auch Resorcin als Inhaltsstoff auf der INCl-Liste. Dieser kann bei regelmäßiger Verwendung zu Allergien und möglicherweise auch Leber- und Nierenschäden führen.

Aber nicht nur in Haarfärbemitteln sind bedenkliche Farbstoffe enthalten, auch in Kosmetika , z.B. in Lippenstiften, Lidschatten findet man oft bedenkliche Farbstoffe. Anilin ist ein Blut- und Nervengift und hat sich im Tierversuch als krebserregend erwiesen. Anilin, das wir auch vom Färben von Leder her kennen ist in der Lage, den roten Blutfarbstoff Hämoglobin zu Methämoglobin zu oxidieren und damit den Transport von Sauerstoff im Blut stark zu beeinträchtigen. Es kann ebenso durch die Atmung und über die Haut aufgenommen werden und dann zu Vergiftungsfällen führen, die sich durch Kopfschmerzen, Schwindel, Bewusstseinsstörungen und Atemnot bemerkbar machen.
Öko-TEST hat diesen Farbstoff auch schon in Lebensmitteln wie Chilipulver, Pasta und Saucen nachweisen können.
Sie können jetzt bereits feststellen, dass diese Gefahren nicht nur in Kosmetika, sondern überall auf uns lauern. Und wir sind auch ständig damit konfrontiert. Umso wichtiger ist es, bewusst die Produkte auszuwählen, mit denen wir uns pflegen und ernähren, damit wir unseren Körper nicht überfordern und unsere Gesundheit erhalten. Es geht nicht um einmal, zweimal oder dreimal, es geht um unsere tagtägliche Pflege.

Leider sind die gesetzlichen Stellen und Komitees, die eigentlich für die Sicherheit der Kosmetikprodukte sorgen müssten immer die Letzten, die reagieren, und zwar nämlich erst dann, wenn schon viele unwissentlich an den Folgen krepiert sind. Aber auf alle Fälle sind die, die daran krepiert sind schön gestorben, ohne Fältchen und graue Haare, und das ist doch heutzutage so immens wichtig, oder?

Es gibt sehr interessante, natürliche Alternativen zum Haarefärben.
Und ich bin mir sicher, sollten Sie eine oder einer derjenigen sein, die irgendwann aufgrund der Unsummen von gefährlichen, krebserregenden Inhaltstoffen in Kosmetika an irgendeiner Form von Krebs erkranken, werden Sie es bereuen, die beste Zeit ihres Lebens aufgrund ihrer Eitelkeit geopfert zu haben.

Zudem ist es ja nicht nur so, dass in Kosmetika Inhaltsstoffe enthalten sind, die im Verdacht stehen, Krebs zu erregen.
Es sind vielmehr auch noch weitere Inhaltsstoffe enthalten, die diese Inhaltsstoffe noch tiefer in die Haut penetrieren lassen.

Emulgatoren
wie z.B. Polyethylenglycole oder PEG s
Aber auch Laureth, Patheth, Ceteareth und andere Bezeichnungen mit der Endung –eth, wie z.B. Sodium Laureth Sulfate

Im Verdacht stehen hier die sogenannten PEGs , Polyethylenglycole und deren Abkömmlinge. Diese werden in Kosmetika wie Cremes oder Lotionen als Emulgatoren, die im Produkt Fett mit Wasser verbinden sollen, eingesetzt oder man findet sie als Tenside in Shampoos, Schaumbädern, Haarspray oder Zahnpasta.

PEGs und PEG-Derivate können mit Stoffen wie Dioxan oder nicht umgesetztem Ethylenoxid, die als krebserregend gelten, verunreinigt sein.

Was aber hauptsächlich kritisch betrachtet werden muss ist, dass PEGs und PEG-Derivate in der Lage sind, andere Stoffe tiefer in die Haut zu transportieren.

Bei einem Produkt, das nur für die Haut und den Körper positive Inhaltsstoffe enthält, mag dieser Effekt sinnvoll sein, nicht aber bei Produkten, die Inhaltsstoffe enthalten, die nicht in die Haut und den Körper gehören, wie z.B. bei Produkten mit chemischen Konservierungs-, Farb-, Parfümstoffen oder Reinigungsprodukten.

Außerdem gibt es doch gute Alternativen, denn gute Tenside oder Emulgatoren lassen sich auch aus Fettalkoholen, -säuren und Zucker herstellen.

Es ist deshalb nicht notwendig, durch Inhaltsstoffe wie PEGs und deren Abkömmlinge Allergien und andere Reaktionen zu provozieren, dies kann absolut vermieden werden.

Phtalate

Ebenso vermieden werden könnten so einige Nebenwirkungen, die durch Phtalate, sogenannte Weichmacher entstehen. Diese werden eingesetzt in Farben, Bodenbelägen, Textilien, Haarsprays, Nagellack, Parfüms und sogar in Kinderspielzeug und vor allem in Getränkeflaschen aus Plastik.
Phtalate stehen im Verdacht, Leber, Nieren und Fortpflanzungsorgane zu schädigen, und Hormonwirkung zu haben. Man bringt auch den seit Jahrzehnten beobachteten Rückgang der Spermienzahlen und damit die schwindende männliche Fruchtbarkeit in Verbindung.
Phtalate werden ebenso eingesetzt zur Vergällung von Alkohol, vielmehr Trinkalkohol, um die teuere Alkoholsteuer zu umgehen. D.h. eigentlich genießbarem Alkohol (Ethanol) wird z.B. ein bestimmter Prozentsatz von DEP (Diethylphtalat) zugesetzt, damit der Alkohol nicht mehr genießbar ist und somit die Steuerabgabe entfällt.
So sparen die Hersteller zwar Branntweinsteuer, dem Verbraucher wird dadurch allerdings nichts erspart. Er hat dann die schädlichen Begleitstoffe zuerst im Produkt, dann im Körper.

In letzter Zeit beobachtet man eine Zunahme von Missbildungen der männlichen Geschlechtsorgane und Hodenkrebs, was auch mit der zunehmenden Phtalatbelastung diskutiert wird.

Heutzutage muss man schon fast Detektiv sein, um ein Produkt, sei es aus der Gruppe der Lebensmittel oder

Kosmetika, zu finden, das nicht mit irgendwelchen Zusatzstoffen kontaminiert ist.

Kein Problem, nehmen wir uns in Zukunft für unsere Einkäufe doch ein paar Tage Urlaub, um herauszufinden, was auf den jeweiligen Zutatenlisten so alles draufsteht.

Bis wir die ganzen Inhaltsstoffe analysiert haben, dauert das schon seine Zeit.

Allerdings habe ich ja bereits erwähnt, dass auch wenn ein Inhaltsstoff nicht auf der INCI-Liste erscheint, es keine Garantie dafür gibt, dass er nicht im Produkt steckt, da er auch aus z.b. Vorkonservierungen enthalten sein kann.

Es wäre für alle wesentlich einfacher , wenn der Gesetzgeber seine Aufgabe erfüllen würde und solche Inhaltsstoffe nicht zulassen würde, die bedenklich sind.

Aber fragen Sie doch nicht, was der Gesetzgeber für sie tun kann, sondern sehen Sie, was sie für ihren Gesetzgeber tun können.

Das beste was wir anscheinend tun können, ist das ganze Zeug einkaufen, eincremen und schlucken und dann am besten früh sterben, damit wir den Krankenkassen und Rentenversicherungen die wohlverdienten Zahlungen an uns ersparen.

Ich habe auch selbst schon etwas derartiges erlebt. Nach dem Schlaganfall meines Vaters hatte ich ein Gespräch mit dem zuständigen Oberarzt der Klinik, der mir erzählte, dass mein Vater ja noch Glück gehabt hätte, dass er erst achtundfünfzig Jahre alt sei. Ab sechzig Jahren hätten Sie da nicht mehr soviel Aufwand betrieben, für Personen ab sechzig rentiert sich der Aufwand in einer sogenannten stroke unit (Spezialeinheit für Schlaganfallpatienten) nicht mehr.

Nicht nur, dass ich über die Aussage schockiert war; es war vielmehr das mir gewahr werden der Tatsache, dass wir doch alle behandelt werden, wie Schlachtvieh. Du zahlsch in Zukunft nix mehr ein in Krankenkasse, also krigsch du nix mehr von Krankenkasse, würde vielleicht Kaja Yanar sagen. Gell da guckst Du!

Synthetische Duftstoffe

Ein weiteres Anliegen meinerseits, was die kritischen Stoffe in Kosmetika anbelangt, sind die synthetischen Duftstoffe.

Dabei können synthetische Duftstoffe in Kosmetika einige hundert Bestandteile haben, die nicht mal einzeln in der INCI Liste aufgeführt werden müssen. Insgesamt können die Hersteller auf mehrere tausend Duftstoffe zurückgreifen, wenn sie einen neuen Duft zusammenstellen.

Als Nebenwirkungen sind hier allergische Reaktionen, Hautreizungen, Schwindel, Übelkeit und Hyperpigmentierungen der Haut zu nennen.

Am einfachsten für den Verbraucher ist es, bei der Auswahl eines Produktes darauf zu achten, dass es mit dem Vermerk: „natürliches Aroma" ausgelobt ist oder wenn ätherische Öle die Basis für die Beduftung bilden.

Mir ist es schon sehr oft passiert, wenn eine meiner Kundinnen Parfüm trug, dass ich während der ganzen Kosmetikbehandlung durchniesen musste und mir auch ständig die Augen tränten.

Es ging sogar schon so weit, dass ich eine Theateraufführung verlassen musste, weil meine Sitznachbarin sich etwas in der Dosierung ihres Parfüms vertan hatte.

Hier glauben vielleicht doch noch einige Leute, wir leben in der Zeit des Barock, wo man unangenehme Körpergerüche nicht durch Waschen sondern durch intensiven Parfumgeruch überdecken muss. Bitte, liebe Damen, wascht euch lieber, das ist gesünder für alle Beteiligten.

Als besonders kritisch zu bewertende Duftstoffe sind die Moschus Verbindungen zu nennen.

Moschus, ursprünglich tierisches Sekret des Moschushirsches, sowie Duftstoffe von Zibet (Katze) und Ambra (Walfisch) werden seit Jahrtausenden als Basis für Parfüm und Duftstoffe eingesetzt.

Aufgrund der hohen Nachfrage aber ist der ursprünglich natürliche Moschusduft heutzutage fast nicht mehr erschwinglich, doch dennoch bewirken die darin enthaltenen Pheromone die Anziehung der weiblichen Artgenossen.

Diese Anziehungskraft haben die Hersteller von Parfums entdeckt und sich für ihre Duftkreationen zu Nutze gemacht.

Um an das kostbare Moschus der Duftdrüsen heranzukommen, werden diese Tiere getötet, was natürlich die Erhaltung dieser Art stark gefährdet. Aus diesem Grunde ist echtes Moschus heutzutage fast unerschwinglich teuer und wird daher nur noch in sehr teuren Parfums verwendet.

Deshalb werden diese vermehrt auf synthetischem Wege produziert.

Wie alle anderen Duftstoffe, müssen auch diese synthetischen Duftstoffe nicht in der INCI deklariert werden, denn es genügt auch hier die Sammelbezeichnung „Parfüm" oder „Aroma".

Das kritische an den Nitro-Moschusverbindungen ist, dass diese unter Verdacht stehen, sich im menschlichen Fettgewebe und in der Muttermilch und sogar in Gewässern, Tieren und Fischen anzureichern.

Einige der Moschusverbindungen gelten als erbgutschädigend und im Tierversuch krebserregend.

Seit der Diskussion um die Nitromoschusverbindungen kamen vermehrt polyzyklische Moschusverbindungen auf den Markt, was aber nicht unbedingt eine Verbesserung der Duftsituation bedeutet, da auch diese Duftstoffe schwer abbaubar sind und sich ebenso im Gewebe anreichern wie die Nitromoschusverbindungen.

„Duft rechtfertigt kein Risiko"

Unserer Meinung nach dürften polyzyklische Moschus-Verbindungen angesichts der wissenschaftlichen Erkenntnisse überhaupt nicht eingesetzt werden – schon gar nicht in Kosmetika, da sie über die Haut und vermutlich auch über die Lunge vom Körper aufgenommen werden. Moschus-Verbindungen sollen den Produkten einen scheinbar angenehmen Duft verleihen und haben keinerlei Nutzen, der es rechtfertigt, ein Risiko einzugehen – weder für die Gesundheit noch für die Umwelt. Und in Kauf zu nehmen, dass Nitro- und polyzyklische Moschusverbindungen über die Muttermilch in den kindlichen Organismus gelangen, ist geradezu fahrlässig.

In einer Stellungnahme des Umweltbundesamtes heißt es: „Von Duftstoffen, gleich welcher Herkunft, ist zu fordern, dass sie unter gesundheitlichen und Umweltschutzaspekten unbedenklich sind. Dies bedeutet auch, dass sie ausreichend toxikologisch untersucht sind, in der Umwelt gut abgebaut werden und sich nicht in Organismen anreichern."

Solange Nitro- und polyzyklische Moschus-Verbindungen in Kosmetika erlaubt bleiben und nicht einmal deklariert werden müssen, können sich Verbraucher vor möglichen gesundheitlichen Schäden nur schützen, indem sie parfümfreie Produkte oder kontrollierte Naturkosmetika kaufen."

9) Öko-Test, Die große Kosmetikliste, 15.11.2004, Seite 44

Nun, wir haben heutzutage schon sehr viele Naturparfümkreationen zur Verfügung, die wirklich sehr gelungen sind und die nicht nur eine Alternative zu den herkömmlichen Produkten bieten, sondern zum Teil auch

89

wesentlich bessere Duftkompositionen darstellen (es ist sogar so, dass man nach einiger Zeit der Verwendung von natürlichen Duftstoffen gar keine synthetischen mehr riechen mag). Insofern kann man bei den Düften wirklich auf gesündere Lösungen ausweichen, was auch für die Desodorierung gilt.

Wer hat nicht Angst davor, plötzlich unangenehmen Schweißgeruch zu verbreiten, vor allem im heutigen Zeitalter der Hygiene, wo eher etwas zuviel geputzt, gewaschen und desinfiziert wird, als zuwenig.
Doch diese Desodorierung bringt oft ein Problem mit sich, was auf den in herkömmlichen Deos enthaltenen Aluminiumsalzen beruht. In der INCI-Liste als Aluminium-Chloride, Aluminium-Chlorohydrate, etc. deklariert, wirken diese Aluminiumsalze adstringierend (porenverengend), schweißhemmend, desodorierend und desinfizierend.
In den Deos kommen sie zum Einsatz, damit die Poren soweit verschlossen werden, dass kein Schweiß mehr an die Hautoberfläche kommen kann.
Durch das Verschließen der Schweißdrüsenausgänge kann aber der Schuss auch nach hinten losgehen. Das Unterbinden des normalen Schwitzens sorgt dafür, dass der Körper Schlackenstoffe schlechter loswerden kann, und so sammeln sich diese vermehrt an.
Desweiteren ist die Achselhöhle so vermehrt Angriffspunkt für Entzündungen durch Viren, Bakterien und Pilze.
Deshalb werden solchen Deos in der Regel noch antimikrobielle Begleitstoffe, wie z.B. das vorher erwähnte Triclosan oder Trichlocarban zugesetzt.

Diese sind, wie bereits oben beschrieben, zwar sehr gerne bei den Herstellern gesehen, da sie sehr effiziente Arbeit leisten, was die Vernichtung von Keimen anbelangt.

Dennoch ist deren gesundheitsgefährdendes Potential nicht zu unterschätzen.

Dir Wirkungen von Triclosan sind oben bereits eindeutig beschrieben.

Die Harnstoffchemikalie Trichlocarban ist in der Lage in Chloraniline zu zerfallen und hat (wie auch *Nitrosamine, siehe unten) erhebliches giftiges Potential.

Empfehlenswert sind auch hier die natürlichen Alternativen.

Die Naturkosmetikhersteller schlafen auch hier nicht und haben auch im Desodorierungsbereich wirksame und effiziente, vor allem auch zuverlässige Produkte geschaffen.

Als *Nitrosamine werden eine Gruppe von Stoffen bezeichnet, die als sehr problematisch zu bewerten sind, da sie als krebserregend gelten.

Sie entstehen z.B. wenn unterschiedliche Stoffe miteinander kombiniert sind und reagieren.

Sie entstehen auch durch Verunreinigung der verwendeten Rohstoffe in Kosmetika.

Ebenso können sich Nitrosamine bilden, wenn Amine (vorkommend in fast allen Lebensmitteln) mit Nitrit reagieren. Nitrit ist ein Bestandteil von Pökelsalz, das zur Konservierung von Wurst- und Fleischwaren eingesetzt wird. Dies ist auch der Grund, warum man Gepökeltes nicht zum Überbacken, Grillen und Braten hernehmen sollte.

Chemische Lichtschutzfilter

Auch unsere Haut sollten wir in der heutigen Zeit nicht mehr grillen und braten. In meiner Generation war es leider noch so, dass Bräune im Sommer ein absolutes Muss war. Je bräuner desto Urlaub.

Um dies zu erreichen hat man sich dazu noch sämtlicher Hilfsmittel bedient. Sonnenöle, Luftmatratzen mit Reflektionseffekt und natürlich bruzzeln den ganzen Tag an der prallen Sonne, auch um den Preis eines deftigen Sonnenbrandes.

Aufklärung in diesem Bereich tat wirklich not und es ist nun mal so, dass die Sonne ihre Spuren hinterlässt. Natürlich nicht sofort.

So ein Lichtschaden lässt sich manchmal schon etwas Zeit, bis er zutage kommt.

Wenn Sie mal genau hinsehen, entdecken Sie gerade bei Personen, die sehr häufig ein Solarium besuchen, schon frühe Anzeichen von Hautalterung. Und je nach dem, wie lange dieser Solariumsport dann betrieben wird, ist der Schaden umso gravierender.

Um sich vor den Folgen eines Lichtschadens zu schützen, gibt es heute allerhand Sonnenschutzpflegecremes, die Sonnenbrände abwenden sollen.

UV-Filter in Kosmetikprodukten sind auf unterschiedlicher Basis hergestellt.

Sehr häufig kommen chemische UV-Filter in Kosmetika zu Einsatz und sie erkennen das an Produkten, deren Wirksamkeit sich erst nach etwa einer halben Stunde entfaltet. Deshalb müssen Sie diese Produkte schon bevor sie in die

Sonne gehen auftragen, was sie der Empfehlung des Produktes bereits entnehmen können.

Einige chemische Lichtschutzfilter stehen dennoch im Verdacht, wie Hormone zu wirken, außerdem entstehen durch das Absorbieren von UV-Licht Zerfallsprodukte des Lichtschutzfilters oder Reaktionen mit Nachbarmolekülen. Bei Frauen wird auch hier der Zusammenhang zwischen Hormonen und der Entstehung von Brustkrebs und Unterleibskrebs diskutiert. Wie schon vorher dargelegt, gibt es aber auch bei Männern Anlass zur Vermutung, dass durch Umweltfaktoren Veränderungen der hormonellen Situation und somit Erkrankungen entstehen.

Der Lichtschutzfaktor eines Sonnenschutzmittels gibt an, um wieviel länger man sich an der Sonne aufhalten kann, bis sich die Haut zu einem Sonnenbrand rötet. Im Allgemeinen geht man davon aus, dass man sich etwa 20 Minuten der Sonnenbestrahlung aussetzen kann, bis man rot wird. Ein Lichtschutz von 10 zum Beispiel bedeutet, dass man sich 10 mal länger der Sonnenbestrahlung aussetzen kann, also drei Stunden, 20 Minuten.
Da die Empfehlungen für den Lichtschutz zum Teil bei Faktoren über 30, 40 oder 50 liegen müssen die Produkte mit äußerst hohen Anteilen an unterschiedlichsten Lichtschutzfaktoren, PEGs, Silikonölen, Konservierungsmitteln und Duftstoffen ausgestattet werden.

Was aber nicht unbedingt nötig wäre, da mit einem Lichtschutzfaktor von 12 schon nahezu neunzig Prozent der Sonnenstrahlen herausgefiltert sind.

Insofern macht ein höherer Lichtschutz wenig Sinn, da der Prozentsatz der dann weiter herausgefilterten Strahlung nicht mehr im Verhältnis steht zur eingesetzten Menge von chemischen Lichtschutzfiltern.

Im Gegenteil, die Belastung des Körpers nimmt in diesem Fall überdimensional zu.

Es gibt als Alternative auch mineralische Lichtschutzfilter, wie z.B. das Zinkoxid oder Titanoxid. Beide dringen nicht in die Haut ein und machen sich durch eine leichte Weißfärbung der Haut bemerkbar. Sie sind mengenmäßig in ihrem Einsatz nicht beschränkt und gelten als äußerst hautverträglich, was sie auch im Einsatz für Naturprodukte attraktiv macht. Allerdings ist diese weißliche Verfärbung der Haut oft nicht gern gesehen, weshalb manch ein Verbraucher dann umso lieber zur chemischen Alternative greift.

Dennoch gibt es auch hier hervorragende Rezepturen bei Naturkosmetika, so dass eigentlich jedermann einen passenden und verträglichen Lichtschutz für sich finden sollte.

Die chemischen Lichtschutzfilter dringen im Gegensatz zu den mineralischen in die Haut ein, (was sie doch eigentlich laut einigen Ärzten gar nicht könnten...), nehmen dort die energiereiche UV-Strahlung auf, damit diese dann in die weniger problematische Wärmestrahlung umgewandelt werden kann.

Diese chemischen Lichtschutzfilter haben aber ein enorm allergisches Potential, außerdem stehen diese im Verdacht, zellschädigend und auch hormonell zu wirken.

Sehr oft sind auch starke Hautreaktionen zu beobachten, wie z.B. Quaddelbildung, was an dem allergischen Potential oder an den fototoxischen Reaktionen liegen kann, die durch die chemischen UV-Filter ausgelöst werden können.

UV-Filter sind nicht nur in Sonnenschutzcremes zu finden, sondern auch in allen möglichen anderen Produkten, um deren Farbe vor UV-Strahlung zu schützen.
Hier einige Beispiele:
Wolle, Shampoos, Haarkuren, Lotionen und Cremes, Lippenstifte, Nagellack, Parfums, Selbstbräuner, Deos, etc.

Bis zu 30 % eines Lichtschutzmittels können aus Lichtschutzfaktoren bestehen. Die meistverwendeten Lichtschutzfilter sind Benzophenone-4, IsoamylMethoxycinnamate, Isopropyl Dibenzoylmethane, Ethylhexyl Methoxycinnamate, Octocrylene...
Oft sind mechanische und chemische Lichtschutzfilter in Produkten kombiniert. Ich persönlich ziehe auf jeden Fall die mineralischen vor. Auch hier kann man bei Bedarf auf höhere Lichtschutzfaktoren zurückgreifen, die den Großteil der Sonnenstrahlung herausfiltern.

„Schutz mit ungewissen Folgen

Ein beängstigender Verdacht bestätigt sich:
UV-Filter in Kosmetikprodukten können wie Hormone wirken
Von Barbara Vonarburg
„Ich bin besorgt", sagt Margret Schlumpf, Umwelttoxikologin an der Universität Zürich: „Es werden immer neue Substanzen hergestellt, und wir wissen nicht, welche langfristigen Wirkungen diese Stoffe haben."
Ein Beispiel sind UV-Filter in Sonnenschutzmitteln. Vor einem Jahr schreckte ihr Team Konsumenten und Industrie mit der Erkenntnis auf, dass manche UV-Filter wie Hormone wirken können. Die Hersteller der betreffenden Stoffe sahen ihr lukratives Geschäft bedroht und wehrten sich mit allen Mitteln

gegen die brisanten Forschungsresultate – vorerst mit Erfolg. Doch nun warten die Wissenschaftler mit neuen, beängstigenden Befunden auf.

Vergrößerte Gebärmutter

Die Forscher am Züricher Institut für Pharmakologie und Umwelttoxikologie hatten ursprünglich sechs Substanzen getestet, die als Bestandteile von Sonnenschutzcremes die schädliche Ultraviolettstrahlung absorbieren.

Im Laborversuch beschleunigten fünf der sechs UV-Filter das Wachstum menschlicher Brustkrebszellen. Im Tierversuch zeigten junge Rattenweibchen bei drei der Teststoffe ein deutliches Wachstum der Gebärmutter – eine Wirkung, wie sie sonst das weibliche Geschlechtshormon Östrogen auslöst.

Die Meldung aus Zürich machte vor allem den Skandinaviern Angst. In Dänemark wurden die betreffenden Sonnenschutzprodukte kurzerhand aus den Verkaufsregalen entfernt, allerdings nur, um sie wenig später wieder auf den Markt zu bringen. Inzwischen scheinen die letztjährigen Befürchtungen fast überall vergessen. Wer sich heute mit Sonnenschutz eincremt, denkt kaum daran, dass die schützende Salbe vielleicht auch negative Wirkungen hat.
Die Industrie sorgte dafür, dass die unangenehmen Forschungsresultate so schnell wie möglich aus dem Gedächtnis der Konsumenten verschwanden. Kein Wunder, denn auf jährlich 200 Millionen Dollar beläuft sich der Verkauf aktiver Bestandteile von Sonnencremes in Europa und den USA, wie das Fachmagazin „Chemical and Engineering News" angibt. Experten rechnen zudem mit einem Wachstum von

vier Prozent pro Jahr bis 2006. UV-Filter werden immer häufiger nicht nur in Sonnenschutzprodukten verwendet, sondern auch in vielen normalen Tagescremes, Antifaltenprodukten, Lippenstiften, Haarsprays, Bodylotions oder sogar in Schaumbädern, nicht nur zum Wohl der Haut, sondern auch zum Produkteschutz.

„Wir haben die Veröffentlichung von Frau Schlumpf und ihrer Gruppe sehr ernst genommen und daraufhin umgehend eigene Studien in Auftrag gegeben", sagt Hartmut Unger vom duetschen Chemieunternehmen BASF, das nach seinen Angaben Marktführer bei der Produktion von UV-Filtern für kosmetische Anwendungen ist. Das Resultat der Untersuchungen freute die Auftraggeber: „Diese Studien haben die Befunde des Züricher Teams in keinem Fall bestätigt", sagte Hartmut Unger.
Nun prasselte plötzlich eine geballte Ladung Kritik, Vorwürfe, und Anschuldigungen auf Margret Schlumpf. Ein wissenschaftliches Beratergremium der europäischen Kommission bemängelte das Vorgehen der ausgewiesenen Wissenschaftlerin. Um die Wirkung bestimmter UV-Filter zu untersuchen, hatte das Züricher Team unter anderem junge Rattenweibchen vorsichtig in warmes Olivenöl getaucht, dem es zuvor die zu testende Substanz beigemischt hatte. „Jungtiere in Olivenöl tauchen ist keine Standardprozedur", schrieb das EU-Bratergremium in einem Bericht. Es bemängelte zudem die Auswahl der Rattenart, die Fütterungstechnik und das Versuchsprotokoll.
Die Umwelttoxikologin wies die Vorwürfe zurück und deckte ihrerseits Die Mängel an den Untersuchungen auf, die von der Industrie in Auftrag gegeben wurden. So verglichen die Autoren dieser Studien UV-Filter und ihre Mögliche

hormonaktive Wirkung mi sogenannten Phytoöstrogenen, die beispielsweise in Sojaprodukten vorkommen. „Dieser Vergleich ist wissenschaftlich nicht haltbar", sagt Margret Schlumpf: „Denn jede hormonaktive Substanz ist wieder anders, und ihre Langzeitwirkung kann völlig unterschiedlich sein."

Sie durfte nicht an den Kongress

Doch so stichhaltig die Argumente der Züricher Forscherin auch sein mochten, die mächtigen Gegenspieler liessen sich wenig beeindrucken, und die Behörden stellten sich auf die Seite der Industrie. Massnahmen wurden nicht ergriffen. In der Folge bekam Margret Schlumpf den Druck der Industrie direkt zu spüren: Zu einem Kongress in den USA wurde sie kurzfristig wieder ausgeladen. Der Organisator hatte sie zuvor gebeten, einen Vortrag über ihre Untersuchungen an UV-Filtern zu halten, das Flugticket war bereits ausgestellt, das Hotelzimmer gebucht. Wahrscheinlich habe einer der Sponsoren des Kongresses verlangt, dass ihr Referat gestrichen werde, vermutet die Forscherin. Dass einige Hersteller von UV-Filtern der Meinung sind, eine öffentliche Diskussion über Schlumpfs Forschung sei „kontraproduktiv", stellte auch das Magazin „Chemical and Engineering News" fest.

Doch das Stillschweigen könnte sich jetzt als „Ruhe vor dem Sturm" erweisen. Denn die Mai-Nummer der Zeitschrift „Environmental Health Perspectives" wartet mit einer unangenehmen Erkenntnis auf: Neue Tests mit dem UV-Filter namens 4-MBC in Grossbritannien bestätigen die Resultate des Züricher Teams. Junge Rattenweibchen, denen die

Forscher die Testsubstanz verfütterten oder unter die Haut spritzten, bekamen eine größere Gebärmutter als Vergleichstiere. Durchgeführt wurde die Studie von John Ashby am toxikologischen Labor der Syngenta bei Manchester. „Je mehr Daten ich bekomme, umso komplexer zeigt sich 4-MBC, sagt John Ashby.

Schon vor ihrer Veröffentlichung sorgen die Resultate aus dem Syngenta-Labor bei anderen Chemiefirmen für erneute Betriebsamkeit, zum Beispiel beim deutschen Unternehmen Merck, einem der Hersteller von 4-MBC.: „Wir haben das schon einmal gemacht und sind der Meinung, dass wir uns keine Sorgen machen müssen, aber wir machens nochmals." Sollten weitere Versuche ein Gefahrenpotential ausmachen, würde Merck die betroffene Substanz „im Extremfall" vom Markt nehmen, meint Hartmut Vennen.

Doch die Firma hat bereits vorgesorgt. Im Dezember verkündete sie, dass sie von einem israelischen Unternehmen die exklusiven Rechte für eine neue Generation von Sonnenfiltern erworben habe. Die Filetrchemikalien werden dabei in Glas verkapselt. Man müsse sich dies wie Christbaumkugeln vorstellen, in denen die Wirksubstanz enthalten sei, erklärt Hartmut Vennen, „nur sind die so winzig klein, dass man sie auf der Haut nicht spürt."

Durch die Mikroverkapselung sei die Haut vor Chemikalien geschützt. Alles, was in Richtung Unverträglichkeit, Allergie oder östrogenes potential gehe, werde damit ausgeschlossen. „Damit ist das Thema weg", glaubt Hartmut Vennen.

Vielleicht sind Probleme mit herkömmlichen Sonnenschutzmitteln sogar willkommene Starthilfe für die neuen, teueren Produkte. Im Moment sei noch nichts derartiges auf dem Markt, sagt Hartmut Vennen: „Aber wir sind mit einigen sehr großen Kunden im Gespräch, und diese neue Generation von Sonnenschutz soll wohl auch noch in diesem Jahr für Verbraucher erhältlich sein."

Margret Schlumpf und ihr Team haben ihre Untersuchungen inzwischen fortgesetzt. Mit weiteren Studien wollen die züricher Forscher herausfinden, welche langfristigen Wirkungen UV-Filter haben können. Täglich füttern sie ihren Laborratten eine bestimmte Dosis der Substanz 4-MBC. „Bei den erwachsenen Tieren haben wir keine Auswirkung dieser Behandlung festgestellt, selbst nach 12 Monaten nicht", sagt Margret Schlumpf. „Doch bei ihren Nachkommen sieht es anders aus."

Ratten, deren Eltern 4-MBC erhalten hatten, waren leichter und hatten eine kleinere Thymusdrüse als eine Vergleichsgruppe. Bei Männchen der zweiten Generation setzte die Pubertät später ein, und die Geschlechtsorgane zeigten ähnliche Veränderungen wie bei Nachkommen von Ratten, deren Hormonsystem gestört worden war." Die langfristigen Auswirkungen machen Angst," sagt die Umweltoxologin. „Weitere Langzeitstudien sind jetzt dringend nötig." Doch dazu stehen nur wenig Mittel und Personal zur Verfügung. „Viel zu wenig", meint Margret Schlumpf: „Das macht mich völlig ratlos."

Trotz der bedenklichen Forschungsresultate fordert die Expertin nicht, auf Sonnenschutzmittel zu verzichten. Denn schließlich sollen die UV-Filter in erster Linie vor Hautkrebs schützen, der durch die gefährliche UV-Strahlung ausgelöst werden kann.

Deshalb gilt es, die verschiedenen Risiken gegeneinander abzuwägen. Selbst setzt sich Margret Schlumpf nicht direkt an die brütende Sonne oder verwendet sogenannte „Sunblockers", Produkte, die an Stelle von organischen UV-Filtern anorganische Mikropigmente aus Titan- oder Zinkoxid enthalten."
10) Vonarburg, Barbara, Tagesanzeiger (Schweiz); 2002-04-23, Seite 42

Wie bereits schon oben erwähnt, ist dies auch meine Empfehlung zum Sonnenschutz. Mit Lichtschutzfiltern auf mineralischer Basis gehen sie auf alle Fälle auf Nummer sicher. Und Sie sparen sich ebenfalls die Einwirkzeit, denn Sonnenschutzmittel auf mineralischer Basis sind sofort einsatzfähig. Mineralischer Lichtschutz ist übrigens auch mit einem höheren Lichtschutzfaktor erhältlich.

So wichtig es für manche Menschen ist, dass ihre Haut gebräunt ist, so wichtig erscheint es für andere, dass ihre dunkle Haut gebleicht wird oder Pigmentstörungen verschwinden.

Ebenso wie die chemischen Lichtschutzfilter sind die eingesetzten Inhaltsstoffe zum Bleichen der Haut als bedenklich einzustufen.

Eingesetzt werden dabei die Stoffe Hydrochinon und Kojisäure.

Laut Kosmetikinhaltsstoffe Pfyl/Knieriemen, wird Hydrochinon von der Deutschen Senatskommission zur Bewertung gesundheitsschädlicher Arbeitsstoffe als begründet krebserregend eingestuft.

Dennoch ist Hydrochinon nach INCI in Bleichmitteln zugelassen.

Ich weiß, was Sie Sich nun fragen werden. Was soll man denn nun eigentlich nun zur Gesichts- und Körperpflege verwenden? Gibt es unbedenkliche Kosmetik? Und was darf man davon glauben, was uns tagtäglich als Werbung für Kosmetika begegnet?

Die vielgepriesenen Wirkstoffe, Märchen oder Wahrheit?

Sauerstoffkosmetik

Fangen wir doch einmal mit der vielgepriesenen Sauerstoffkosmetik an.

Wie oft ist es mir schon passiert, dass mir Pflegeprodukte mit Sauerstoff-Booster und ähnlichem angeboten wurden.

Sauerstoff ist aber nicht nur bei Kosmetika ein weit verbreitetes Thema. Getränke mit Sauerstoff angereichert oder gar Sauerstofftherapien zur Reinigung des Blutes werden an vielen Stellen angeboten.

Diese Kosmetikprodukte mit Sauerstoff würden angeblich die Haut besser mit Sauerstoff versorgen und diese deshalb gesünder und vitaler aussehen lassen.

Dies würde allerdings bedeuten, dass vorher ein Sauerstoffmangel bestanden haben muss, was außer in medizinischen Not- und Ausnahmefällen kaum möglich ist.

In einem Artikel aus dem KI-Magazin 7/98 aus dem Bereich Forschung und Entwicklung wurde von Prof. med. Rolf Zander vom Institut für Physiologie und Pathophysiologie der Unsiversität Mainz eindeutig dargelegt, dass die sogenannte Sauerstoffkosmetik nichts bringt, da es einen Sauerstoffmangel der Haut, außer in seltenen medizinischen Bedingungen so gut wie nicht gibt.

Was wiederum ein Kosmetikprodukt mit dem Wirkstoff Sauerstoff so gut wie nutzlos machen würde.

Im Gegenteil berichtet Dr. Zander, dass sich in den letzten Jahrzehnten hunderte von Veröffentlichungen mit den giftigen Nebenwirkungen von O^2 beschäftigt hätten. Ebenso konnte für jedes Organ nachgewiesen werden, dass direkt nach Zufuhr von 100% O^2 über die Lunge die Organ-Durchblutung um 10 bis 15 % abnimmt (so, als wollten sich die Organe vor dem „Oxidationsmittel O^2" schützen).

11) Vgl. Prof. med. Zander, Rolf, KI-Magazin, Forschung und Entwicklung, Kosmetik International Verlag GmbH, 7/98 zitiert nach Dr. Baumann Kosmetik, Bestandteil eines Rundschreibens

Dies zum Thema Sauerstoff in Kosmetika, ein Märchen hätten wir also schon gelüftet. Aber es gibt auch noch andere Inhaltsstoffe, die ich eher als zweifelhaft einstufen oder nur mit Vorsicht einzusetzen würde.

Liposome

Zum Beispiel die Liposome. Diese winzig kleinen Hohlkügelchen können in verschiedenen Größen hergestellt werden und können Wirkstoffe wie z.b. Vitamine in die tieferen Hautschichten transportieren, deshalb werden sie häufig in kosmetischen Produkten eingesetzt.

Dieses Potential, die in den Hohlraumkügelchen eingeschlossenen Wirkstoffe zu transportieren bezieht sich bei Liposomen aber auch auf die Begleitsubstanzen des Produktes, in dem diese enthalten sind, was zur Folge hat, dass z.b. Konservierungsstoffe und Parfümstoffe, deren Bedenklichkeit ich bereits vorher dargelegt habe, ebenso tiefer in die Haut gelangen können.

Insofern ist sehr darauf zu achten, dass das Produkt, in welchem die Liposomen eingesetzt werden, ein naturkosmetisches Produkt ist.

Wichtig ist natürlich auch, dass der Rest der Produkte, die gleichzeitig aufgetragen werden, wie z.b. Reinigungsmilch, Gesichtswasser, Augencreme denselben Kriterien unterliegen, denn auch deren Bestandteile könnten ebenfalls unfreiwillig in tiefere Hautschichten gelangen.

Ich persönlich habe die Erfahrung mit Liposomenprodukten gemacht, dass es auf alle Fälle nicht gut ist, diese täglich anzuwenden.

Ich beobachtete bei der längeren täglichen Anwendung von Liposomenkonzentraten die Entstehung von Papeln (kleine rote Knötchen) auf der Haut, als ob die Haut durch Liposomen irritiert würde, bzw. der Körper etwas wieder loswerden wollte.

Ich führe dies auf den voher beschriebenen Fahrstuhleffekt zurück, der wohl unerwünschte Begleitstoffe mit in die Haut hineinschleust.

Ähnlicher Natur und ebenso mit Argwohn zu betrachten sind meiner Ansicht nach einige Verfahren in der Kosmetik, die Wirkstoffe, wie z.b. Hyaluronsäure, Silicium, etc. in die Haut einschleusen sollen, wie zum Beispiel Iontophorese, Mesotherapie und Ultraschall. Zumindest ist bei der Anwendung dieser Verfahren äußerste Sorgfalt geboten. Mit all diesen Verfahren will man erreichen, dass die eingeschleusten Wirkstoffe in tiefere Hautschichten gelangen, wo sie dann ihr Potential besser entfalten können, wie z.B. Feuchtigkeit spenden, Festigung des Bindegewebes, etc., wogegen grundsätzlich eigentlich nichts sprechen würde.

Dabei ist mir schon häufig aufgefallen, dass die speziell zum Einschleusen vorgesehenen Wirkstoffe meist Begleitstoffe wie Parabene oder andere Konservierungsstoffe enthalten.
Deshalb spreche ich in diesem Fall nicht für das Einschleusen von Wirkstoffen, da hier wie auch bei den Liposomen, die Begleitstoffe mit durch die Haut penetriert werden.
Das heißt im Klartext, dass auch hier äußerste Sorgfalt geboten ist, was das einzuschleusende Material, also die Wirkstoffe anbelangt. Es ist sehr darauf zu achten, dass bei der Anwendung solcher Verfahren die einzuschleusenden Wirkstoffe in reiner Form vorliegen, die Reinigungs- und Begleitprodukte sollten hier ebenfalls nur aus dem naturkosmetischen Bereich verwendet werden, um einen gefährlichen Begleiteffekt zu vermeiden.
Und es ist zu beachten, dass auch noch einige Zeit nach den Einschleusungsvorgängen die Haut durchlässiger bleibt. D.h.

auch Umweltschadstoffe auf der Straße haben leichter Zugang zu unserer Haut und damit in unseren Körper.

Ein ähnlicher Effekt wird erzielt, wenn z.b. ätherische Öle, die sehr leicht durch die Haut diffundieren können, mit Kosmetikprodukten kombiniert werden. Deshalb muss ich es auch als grob fahrlässig bezeichnen, wenn Firmen, die mit ätherischen Ölen arbeiten, die gleichzeitig zur Anwendung empfohlenen Produkte dann mit Konservierungs- und Parfumstoffen versehen. Diese werden dann mitsamt den ätherischen Ölen noch tiefer und schneller als sonst in unseren Körper gebracht. Riesengroße und weltbekannte Kosmetikfirmen arbeiten auf diese Art und Weise. Und die konservierten bzw. kontaminierten Kosmetika werden dann noch irreführender Weise als Phytoprodukte bezeichnet.

Fruchtsäuren – Anwendungen für den Profi

Ähnlich vorsichtig sollte man meiner Meinung nach mit Fruchtsäuren und Fruchtsäurebehandlungen umgehen. Fruchtsäure und Fruchtsäurebehandlungen sind aus medizinischer Sicht ein gut funktionierendes Mittel bei pubertärer Akne und starken Hyperkeratosen (Verhornungsstörungen der Haut), auch bei manch anderen krankhaften Hautzuständen, aber sie gehören nicht in die Hände von Laien, sondern in erfahrene Hände, d.h. sie sollten auch in den Händen der Medizin oder von erfahrenen Kosmetikerinnen verbleiben.

Es gibt so viele Horrorgeschichten im Zusammenhang mit Fruchtsäuren, was meistens nicht aus der Fruchtsäure selbst resultiert, sondern aus der falschen Anwendung.

Ich würde mir zum Beispiel nicht bei meinem Friseur eine 50 %ige Fruchtsäure auftragen lassen, während selbiger dann bei einem anderen Kunden die Haare waschen geht. Kein Wunder, wenn danach die Haut starke Schädigungen davonträgt.

Aber warum gehen die Leute auch zum Schuster, wenn Sie Wurst kaufen wollen?

Ich würde zum Metzger gehen. Der kennt sich besser mit Wurst aus.

Also, wenn Sie eine Fruchtsäurebehandlung wünschen, gehen sie zu einer erfahrenen Kosmetikerin oder zu einem Dermatologen. Ist doch ganz logisch, oder???

Fruchtsäuren in Kosmetika als Daueranwendung müssen mit der nötigen Vorsicht gehandhabt werden.

Die Fruchtsäuren verdünnen zum Einen die Haut durch ihre ständige Peelingfunktion, was diese dann sehr empfindlich gegenüber der Sonneneinstrahlung werden lässt. Deshalb ist hier auf den vorsichtigen Umgang mit der Sonne zu achten.

Dies kann durch Sonneneinstrahlung bedingte Pigmentstörungen und -flecken der Haut hervorrufen.

Weiterhin haben die Fruchtsäuren Einfluss auf die Talgproduktion, d.h. die Haut wird dadurch trockener, was bei manchen Hauttypen sogar einen unerwünschten Alterungsprozess mit sich bringen kann. Bei vielen Kosmetikfirmen werden Fruchtsäuren dennoch auch als Anti-Aging Mittel eingesetzt, da diese durch die Peelingfunktion auch die Basalzellschicht zur Zellproduktion anregen.

Von einer Dauerpflege über Jahre mit Fruchtsäurecremes würde ich trotzdem eher abraten, da diese quasi ständig in unseren Hydrolipidfilm eingreifen und somit die Haut empfindlicher machen.

Kollagen

Ein ähnlicher viel gepriesener Inhaltsstoff in Kosmetika, dem immer noch viele Verbraucher auf den Leim gehen ist das Kollagen. Kollagen ist natürlicher Bestandteil des Bindegewebes der Haut. Es dient als Feuchtigkeitsspeicher und für die Zugfestigkeit der Haut.

Kollagen, das manchen Hautcremes zugesetzt wird, glättet die Haut tatsächlich vorübergehend, indem es sich auf die Haut auflegt. Es speichert dort die Feuchtigkeit aus den Kosmetikprodukten und so kommt eine vorübergehende Aufpolsterung der Haut zustande. Eindringen kann Kollagen allerdings nicht in die Haut, da die Molekülgröße dieser Eiweiße dafür viel zu groß ist. Insofern ist der glättende Effekt nach Absetzen des Produktes sofort wieder verschwunden. Ein weiterer Nachteil von Kollagen ist, dass dieser vom getöteten Tier stammt.

Glycerin

In dem Buch „Die Bombe unter der Achselhöhle" warnt der Autor Dr. med. Walter Mauch unter anderem vor der Verwendung von Glycerin, das häufig in Putzmitteln und auch in sehr vielen Kosmetika enthalten ist. Glycerin ist chemisch gesehen ein dreiwertiger Alkohol und Bestandteil der Triglyceride, der natürlichen Fette und Öle.

Ein Triglycerid besteht also aus Glycerin und drei Fettsäuren.

Das Glycerin aus Kosmetika wird sehr leicht vom Körper absorbiert und zwar jedesmal, wenn wir davon etwas auf unseren Körper auftragen.

Nachdem sich das Glycerin aber wieder zu einem Triglycerid verbinden möchte, sucht es in unserem Körper wieder nach Fettsäuren und bindet dabei die kostbaren Fettsäuren der Naturöle, wie z.B. Weizenkeimöl, Olivenöl etc. oder auch das lebenswichtige Vitamin E. So entstehen dabei Fette.

Laut Dr. Mauch tritt die Verfettung des Körpers zusammen mit schweren Stoffwechselstörungen ein.

Müdigkeit, Leistungsschwäche, Schlafstörungen treten zuerst auf, dann folgen später bei andauernder Aufnahme von Glycerin die ersten rheumatischen Beschwerden wie Gelenksschmerzen, Muskelschmerzen, Schmerzen im Bindegewebe.

Ich persönlich sehe zwar die Folgen nicht derart gravierend, rate aber dennoch, Cremes und Lotionen, die auf der Haut bleiben und Glycerin enthalten, als Daueranwendung zu meiden und vielleicht nur hauptsächlich dort einzusetzen, wo sie z.B. als Waschlotion wieder abgespült werden.

12) Vgl. Dr. med Mauch, Walter, Die Bombe unter der Achselhöhle, Bettendorf Verlag, 8. Auflage 2007

Glimmer, Glanz und Gloria

Absoluter Schwachsinn ist es, in Cremes Zutaten wie Kaviar, Trüffel oder andere Luxuszutaten zu verwenden.
Klar, wer für seine Cremes 300 Euro oder mehr verlangen will, muss den ganzen Glimmer, Glanz und Gloria in seine Cremetöpfchen einrühren, mit welcher Berechtigung will man sonst solche horrende Summen vom Verbraucher verlangen.
Ob das allerdings für den Verbraucher Sinn hat, ist zweifelhaft. Es füllt vielmehr die Taschen der Hersteller und der Parfümerien. Den ganzen Aufwand kann man mit pflanzlichen Bestandteilen viel leichter bestreiten, denn Flavonoide, Phytohormone, Enzyme und Vitamine finden wir vor allem im pflanzlichen Bereich. Und wenn Sie schon die Taschen von anderen Leuten füllen, dann soll das wenigstens Sinn machen. Essen Sie den Kaviar und den Trüffel lieber, öffnen Sie sich dazu ein Fläschchen Champus und lassen Sie sich`s schmecken!!!

Was mir immer wieder in meiner tagtäglichen Praxis passiert, vor allem bei einem speziellen Klientel, ist, dass wenn ich danach frage, wie sich die Kundin bisher pflegte, die Antwort lautet: „Ich nehme... latütü.....". Was soll uns das nun wirklich sagen???
Besagte Luxusmarken sind auf alle Fälle sehr teuer, und was ich wohl auf alle Fälle erfahren soll, ist dass die Kundin meint, etwas Besonderes zu sein, sich etwas so Teures leisten kann und dafür auch wie etwas Besonderes behandelt werden will.
Da kann ich nur sagen: „Tut mir leid, meine Dame. Ich wollte eigentlich wissen, wie sie sich pflegen, alles klar???
Creme, ja oder nein, Reinigung, Tag- und Nachtpflege, etc.
Die Marke kommt erst als zweiter Punkt.

Und besondere Behandlung gibt es für jeden, denn nur weil sie sich teure Cremes kaufen, ist eine Spezialbehandlung nicht gerechtfertigt, außer, diese würde aus ihrer Person resultieren. Bei mir aber werden alle gleich behandelt, ob Bettler oder König.

Doch was ist überhaupt dran, an teuren Luxusmarken und dem Traum von ewiger Schönheit?

In erster Linie, auch wenn es für manche sehr unbequem ist, dies zu hören, ist nun mal die Lebensweise, die Ernährung und vor allem auch die genetische Veranlagung dafür verantwortlich, wie schnell wir altern.

Altern tun – ich weiß, das Wörtchen tun tut man nicht sagen – wir doch alle auf kurz oder lang, das bleibt keinem erspart.

Der Pflege der Haut kommt dabei meiner Ansicht nach gleichzeitig   oder eher nach der Ernährung und der Lebensweise Bedeutung zu.

Nicht, dass man die Haut nicht pflegen sollte, aber das, was sie bei Ihrer Ernährung, Bewegung und dem Rest ihrer Lebensweise versäumen, kann ein Produkt von gutschi-wutschi nicht wettmachen.

Immer neuere High-Tech-Wirkstoffe werden im Labor gezaubert, die Straffung, jugendliche Frische und Faltenreduktion versprechen.

Manche davon können vielleicht die Zeichen der Zeit etwas aufhalten, aber dabei müssten sie in spürbaren Konzentrationen vorhanden sein.

Die Namen der High-Tech-Wirkstoffe klingen aber auf jeden Fall beeindruckend für manche Verbraucherin.

Es ist mir schon ein paar Mal passiert, wenn ich ein naturkosmetisches Produkt empfohlen hatte, zur Antwort bekam: „Ah, was ist denn da schon drin".

Inhaltsstoffe und Wirkstoffe in der Naturkosmetik

Keiner versteht, dass gerade in einem Naturprodukt eher ein sogenannter „Anti-Aging" Wirkstoff zu finden ist, als in einem herkömmlichen Kosmetikprodukt.
Womit konservieren denn Naturkosmetik Hersteller?

Fangen wir an bei dem Vitamin A (Retinol):
Dieses gilt zusammen mit den Vitaminen C und E als Radikalfänger und regenerierend in Bezug auf die Hautalterung

Vitamin C (Ascorbinsäure):
Trägt bei zum Aufbau des körpereigenen Kollagens, wird eingesetzt zum Bleichen von Pigmentstörungen und wirkt zusammen mit Vitamin A und E als Radikalfänger

Vitamin E:
Wirkt zusammen mit Vitamin A und C als Radikalfänger, natürlicher Lichtschutzfilter, wirkt wundheilungsfördernd und positiv gegen Narbenbildung, entzündungshemmend

Diese starken drei Bestandteile sind oft schon ohne dass sie überhaupt erwähnt werden, in naturkosmetischen Produkten enthalten.
Desweiteren enthalten sie oft weitere, hochwertige Bestandteile, die mit extrem vielversprechender Wirkung aufwarten:

Hyaluronsäure:
Körpereigener Bestandteil, der zur Speicherung von Feuchtigkeit beiträgt

Coenzym Q10.
Starker Radikalfänger
Allantoin:
Trägt zur Zellneubildung bei, daher wundheilungsfördernd, regenerierend, macht die haut geschmeidig

Aloe Vera:
Starke Heilpflanze mit sehr vielen positiven Eigenschaften
Feuchtigskeitsspendend, wundheilungsfördernd, schützend, kühlend und pflegend, hervorragende Wirkung bei trockener Haut und Akne
Besonders gut nach Verbrennungen und Sonnenbrand

Calendula (Ringelblume):
Entzündungshemmend, durchblutungsfördernd, beruhigend auf gereizte Hautzustände

Hopfenextrakt:
Straffend, stärkend, tonisierend, enthält viele Phytohormone

Kamille:
Beruhigend, wundheilungsfördernd, entzündungshemmend und vieles mehr

Kaolin:
Tonerde, reinigt die Haut

Lavendel:
Wirkt sehr gut gegen Unreinheiten, beruhigt
Wird oft bei Akne eingesetzt

Lecithin:
Unterstützt die Wirkung des Lipidmantels der Haut, glättende und feuchtigkeitsbewahrende Eigenschaften

Manuka:
Ist eine Teebaumähnliche Pflanze mit hervorragenden Eigenschaften
Natürliches Antibiotikum ohne negative Nebenwirkungen (riecht besser als Teebaum)
In der Universitätsklinik Bonn als natürliches Antibiotikum eingesetzt

Myrrhe:
Stark entzündungshemmend, wundheilungsfördernd

Nachtkerzenöl:
Sehr wertvolles Öl aufgrund seines Gehaltes an Gamma-Linolensäure gerne bei trockener Haut und Neurodermitikern und Aknepatienten eingesetzt

Panthenol:
Wirkt beruhigend, fördert die Wundheilung, verbessert das Feuchthaltevermögen der Haut
Stimuliert die Epithelisierung

Propolis:
Starke antibakterielle, antimykotische und antioxidative Eigenschaften, Bienen desinfizieren damit ihren Bienenstock, enthält auch wertvolle Aminosäuren, Enzyme, Spurenelemente, Wachse
Wird zur Beseitigung von Warzen eingesetzt, ebenso bei Akne

Sheabutter:
Sehr pflegende Eigenschaften, haut wird weicher und geschmeidiger

Salbei:
Wirkt adstringierend (porenverengend), entzündungshemmend

Teebaumöl:
Stark antiseptisch, wird deshalb bei vielen entzündlichen Erkrankungen empfohlen

Nachtkerzenöl:
Wunderbares Öl vor allem bei Neurodermitis oder Akne, auch bei empfindlicher Haut. Hat hohen Anteil an Gammalinolensäure.

Titandioxid:
Natürliches Mineral, wird als Lichtschutzfilter eingesetzt, wirkt hautschützend, entzündungshemmend

Zinkoxid:
Natürliches Mineral, wird als Lichtschutzfilter eingesetzt, entzündungshemmend und antimikrobiell

Diese Liste der Inhaltsstoffe könnte natürlich beliebig weit fortgesetzt werden, aber dafür gibt es spezielle Lektüre.
Ich wollte eigentlich nur darauf aufmerksam machen, dass uns die Natur genügend Basisstoffe und Wirkstoffe zur Verfügung stellt, um eine gute, pflegende und höchstwirksame Pflege für jedermann zu garantieren.

Und Naturkosmetikhersteller konservieren ihre Produkte schon mit den Bestandteilen, wofür sich andere rühmen.

Wenn Sie also ein Naturkosmetikprodukt kaufen, sind solche hochwertigen Stoffe schon allein aus Gründen der Konservierung vorhanden, ohne dass diese speziell erwähnt werden, denn sie dienen eben der Haltbarkeit des Produktes. Der Begleiteffekt ist ebenso angenehm wie wirkungsvoll.

Und es fühlt sich doch wesentlich besser an, sich mit etwas Gutem und Reinem zu pflegen.

Das ist so wie beim Essen. Es schmeckt doch gleich viel besser, wenn man weiß, dass das Fleisch, das man isst, von einem gesunden Tier stammt, das auch ein paar Mal im Leben das Tageslicht und eine grüne Wiese gesehen hat oder von einem Bio-Erzeuger ist und das Gemüse dazu, statt aus einem Regal aus dem Supermarkt, mit Erdöl gewachst, mit Pestiziden gespritzt, bestrahlt und das Fleisch belastet mit Antibiotika und anderen Medikamenten.

Zumal die Tiere aus Massentierhaltung so grausam behandelt werden, wie man es sich kaum vorstellen kann.

Bei einem herkömmlichen Produkt dagegen steht auf dem Töpfchen vielleicht „mit Vitamin A", aber das war`s dann auch schon meistens. Und zur Konservierung werden dann wie bereits oben beschriebene Stoffe eingesetzt, die nicht in ein Kosmetikprodukt gehören. Allerdings finden wir hier die wunderbarsten Kreationen von Kosmetiktiegelchen, wahre Kunstwerke kann man hier finden. Schade, dass das Kunstwerk beim Inhalt verlorengeht. Der faule Zauber fliegt dann doch irgendwann auf.

Ehrlich währt am längsten, heißt ein Sprichwort. Und wir wollen doch ehrliche Kosmetik. Kosmetik, die uns nicht vorgaukelt, dass wir 20 Jahre jünger aussehen, die Falten verschwinden und der Ehemann, der gerade bei der Geliebten ist, zurückkommt. Das schafft keine Creme.

Ich rate Ihnen: „Wechseln Sie die Creme, und wenn nötig, auch den Ehemann".

Noch etwas anderes ist mir aufgefallen. Kunden mit Hautproblemen erzählten mir öfter, sie kauften ihre Produkte zur Sicherheit in der Apotheke.

Es stimmt meiner Meinung nach meistens nicht, dass man dort verträglichere Produkte findet, als sie sonst auf dem Markt sind. Das kann sein, muss aber nicht. Denn Produkte, die in der Apotheke verkauft werden, unterliegen in erster Linie dem Apothekengesetz und dann der Kosmetikverordnung. Und wie Sie vielleicht wissen, sind in Produkten aus der Apotheke noch ganz andere Zutaten erlaubt, als in Kosmetika.

Zweitens stehen hinter den Produkten der Apotheken die Pharmakonzerne, diese werden dann von Dermatologen empfohlen, und sind meistens auf Paraffin und Silikonbasis.

Erst vor kurzem hatte ich wieder eine Begegnung mit einem Vertreter von medizinischen Kosmetikprodukten, der mir die neue Pflegelinie der Firma vorstellte. Es handelte sich dabei um ein Produkt speziell für empfindliche Haut, die natürlich vor allem auf Reizstoffe wie Parfüm, Konservierungsstoffe, etc. reagiert. Das tolle an dem Produkt wäre, so erzählte mir der Vertreter, dass dabei in dieser Pflegelinie für die besonders sensible Haut, nicht auf die Reizstoffe verzichtet wurde, sondern die neue Errungenschaft in dieser Linie sei ein Inhaltsstoff, der die Histaminausschüttung in de Haut blockiert, damit keine Reaktionen mehr stattfinden könnten. Wirklich paradox, nicht wahr?

Stellen Sie sich vor, sie haben ständig Magenschmerzen. Aber anstatt dass die Ursache beseitigt wird, z.B. Stress,

Unverträglichkeiten, etc. schlucken Sie lieber ein Medikament, das die Schmerzen beseitigt. Ist deshalb die Ursache behoben? Meiner Ansicht nicht…Es verhält sich eher so, dass die Warnfunktion des Körpers hier übergangen wird. Damit wird also die Basis für die nächstschlimmere Erkrankung geschaffen. Unser Körper weiß mit Sicherheit, warum er auf bestimmte Inhaltsstoffe in Kosmetika reagiert und gibt uns hiermit ein Warnsignal. Dies können wir nun beachten oder ignorieren. Sie haben nun selbst die Wahl.

Um insgesamt hier aber keine Vorurteile zu schüren, muss ich ebenso erwähnen, dass in manchen Apotheken auch Naturprodukte erhältlich sind, ja manch ein Apotheker stellt auch Naturkosmetik selbst her.

Fazit: Auf die Gesinnung kommt es an.

Wie, ich habe ihre Illusionen zerstört? Sie dachten, sie könnten sich auf Kosmetikkonzerne und Geschäfte verlassen, die ihnen beste Beratung lieferten?

Es tut mir leid, wenn ich Sie enttäuscht habe, aber besser jetzt als zu spät.

Wenn Sie nun deshalb psychologische Beratung brauchen, fragen Sie bei den Kosmetikherstellern und Chemiekonzernen nach, vielleicht übernehmen diese hierfür die Kosten.

Falls nicht, hilft nur Augen zu und durch.

Wenn Sie auch bisher ihren Körper mit allerlei chemischen Cocktails unfreiwillig zugestopft haben, ist es dennoch nicht zu spät.

Starten Sie baldmöglichst eine Entschlackungskur, hier gibt es für zuhause einige Varianten, die sich durchführen lassen, wie z.B. die Entschlackung auf basischer Basis.

Eine weitere Alternative wäre hierzu eine ayurvedische Panchakarma-Kur. Dies ist hierzulande möglich oder natürlich auch vor Ort, in der Wiege des Ayurveda, in Sri Lanka.

Dort gibt es spezielle Einrichtungen, in denen sie unter medizinischer Aufsicht die Entschlackungskur wahrnehmen können.

Aber auch heimische Entschlackungskuren sind hier auf alle Fälle angebracht.

Wenn Sie das dann hinter sich haben, starten Sie neu.

Als Startmaterial und Begleiter für die Zukunft empfehle ich die Kosmetikliste von Öko-Test oder das Buch Kosmetikinhaltsstoffe von Pfyl/Knierriemen, auf die ich mich auch immer wieder im Bezug auf die Inhaltsstoffe bezogen habe. In beiden Büchern sind die gängigsten Inhaltstoffe von Kosmetikprodukten, samt Bewertung enthalten.

Und dann geht es ran an die guten Sachen. Starten Sie einen Einkauf, schmeißen Sie alles, was bedenklich ist sofort weg.

Was soll man dann eigentlich tun, wie soll man sich pflegen?

In den letzten Jahren kam sehr viel Lektüre auf den Markt, die Inhaltsstoffe in Kosmetika anprangert, die zum Teil im Verdacht stehen schädlich für den Körper zu sein, aber auch nachgewiesenermaßen schädlich sind.

Dies war außerordentlich wichtig, um eine neue Ära in der Kosmetikbranche einzuleiten.

Auch meine Wenigkeit hat von diesen Werken enorm profitiert, und ich möchte mich dafür bei all den Autoren, Chemikern und Kosmetikfirmen bedanken.

Der Naturkosmetikmarkt zeigte in den letzten Jahren auch ein deutliches Wachstum.

Allerdings habe ich auch immer wieder festgestellt, dass es fast nur Bücher gibt, in welchen die Autoren beschreiben, was man an Inhaltsstoffen oder Produkten nicht verwenden soll. Das liegt wohl oft daran, dass die Autoren dieser Bücher meist Chemiker sind oder aus anderen berufsfremden Sparten kommen. Deshalb möchte ich dieser Aufgabe in meiner Funktion als Kosmetikerin nun nachfolgend gerecht werden.

Dem Verbraucher fehlen meiner Erfahrung nach tatsächlich einfache aber kompetente Anleitungen und Richtlinien zur täglichen Pflege seiner Haut.

Und ich weiß selbst aus Erfahrung, wie schwierig es ist, sich auf dem Kosmetikmarkt zurechtzufinden. Selbst bei Naturkosmetik gibt es gravierende Unterschiede und für die Zusammensetzung von Naturkosmetik gibt es auch keine gesetzliche Richtlinie.

Die Naturkosmetiklabels

Dennoch gibt es unterschiedliche Labels, unter deren Namen sich verschiedene Naturkosmetikfirmen zertifizieren lassen, und die für die Einhaltung bestimmter Kriterien bürgen. Diese beschlossenen Standards müssen für die Produkte, die die Labels tragen, dann eingehalten werden.
Es gibt in Deutschland verschiedene Labels, an denen Sie die Produkte erkennen können.
Hierzu eine Zusammenfassung:

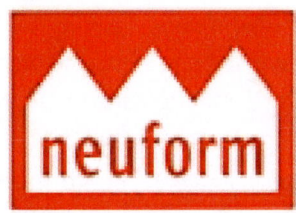

Eines davon ist das neuform Kennzeichen. Dieses Label tragen Kosmetika,die vor allem in Reformhäusern vertrieben werden.
Hier aus der neuformbroschüre die Merkmale neuform-geprüfter Kosmetik:

1. Allgemeine Anforderungen
   Ausschließlich solche Erzeugnisse, die sich durch einen möglichst hohen Grad an
   - Naturbelassenheit
   - Kosmetischer Wirksamkeit
   - Verträglichkeit
   - Guten Gebrauchseigenschaften
   - Produktsicherheit

auszeichnen, dürfen mit dem neuform-Zeichen versehen werden.

Dies erreichen wir durch:
- Bevorzugung natürlicher Stoffe ovo-lacto-vegetabiler Herkunft
- Verwendung von Stoffen aus einer eng begrenzten Stoffpalette;
Bei den wenigen zugelassenen Hilfsstoffen wird die Dosierung auf ein Minimum begrenzt
- Verzicht auf Stoffe vom toten Tier
- Verzicht auf Paraffine
- Schonend gewonnene, be- und verarbeitete natürliche Rohstoffe werden bevorzugt und auf chemische Verfahren weitgehend verzichtet.
- Hygienisch optimierte Herstellungsprozesse
- Umfassende und verständliche Information der Verbraucher durch Herstellerangaben und durch qualifiziertes Beratungspersonal im Reformhaus
2. Nachhaltigkeit
   Die Anforderungen an eine nachhaltige, zeitgemäße Lebensweise, die dem ganzheitlichen Konzept mit den Merkmalen
- Gesundheitsverträglichkeit
- Umweltverträglichkeit
- Sozialverträglichkeit
Folgen, sind für die neuform-Kosmetik von größter Wichtigkeit.
Sie sind im Rahmen des ökonomisch Vertretbaren und praktisch Durchführbaren durch folgende Maßnahmen zu erfüllen:

- Verzicht auf bestimmte Technologien (Bestrahlung, Gentechnik vgl. 3. Und 5.)
- Umweltverträgliche Technologien und Schonung nicht erneuerbarer Ressourcen haben einen hohen Stellenwert
- Bevorzugung von Erzeugnissen, die aus anerkannt ökologischer Landwirtschaft stammen und unter sozialverträglichen Bedingungen erzeugt, verarbeitet und vermarktet werden
- Ressourcenschonende Gestaltung der Verpackungen bei optimaler Wertsicherung der Produkte und Benutzerfreundlichkeit für den Verbraucher

3. Bestrahlung
Die Bestrahlung von Rohstoffen und Fertigprodukten mit radioaktiven Strahlen zur Entkeimung ist nicht gestattet.

4. Tierversuche
Kosmetikprodukte mit dem neuform-Zeichen dürfen selbstverständlich nicht im Tierversuch geprüft werden.

5. Gentechnik
Der Einsatz der Gentechnik ist mit dem ganzheitlichen Naturverständnis des Reformhauses nicht vereinbar. Der Ausschluss gentechnisch veränderter Stoffe in Kosmetikprodukten mit dem neuform-zeichen hat deshalb eine hohe Priorität.

6. Spezielle Rohstoffe
Zur Erzielung einer besonderen kosmetischen Wirkung und aufgrund spezieller gesetzlicher Rahmenbedingungen, Erfordernissen zum Schutz des Verbrauchers, nachhaltigen Wirtschaftens sowie des

schonenden Umgangs mit Ressourcen wird eine begrenzte Anzahl bestimmter Stoffe in geringst möglicher Menge verwendet.

Hierzu zählen Duftstoffe, Hilsfstoffe (wie Konservierungsstoffe, Emulgatoren, Farbstoffe), UV-Absorber und waschaktive Substanzen.

6.1 Duftstoffe
Es werden überwiegend natürliche und naturidentische Duftstoffe und deren Kompositionen verwendet.

6.2 Hilfsstoffe

Konservierung
Der Einsatz von Konservierungsmitteln ist im Interesse der mikrobiologischen Produktsicherheit nach dem Anbruch der Verpackung und zum Schutz des Verbrauchers nicht immer zu vermeiden. Zur Konservierung sind deshalb folgende natürliche und naturidentische Verbindungen und deren Salze zugelassen:

- Sorbinsäure
- Benzoesäure
- Benzylalkohol
- Phenoxyethanol
- P-Hydroxysäure und ihre Ester (PHB-Ester/Parabene)
- Dehydracetsäure
- Ameisensäure

Bevorzugt werden spezielle Formen der Herstellung oder Verpackungen, die Konservierungsmittel verzichtbar machen.

Farbstoffe
Es werden natürliche Farbstoffe aus dem Pflanzen- und Mineralreich verwendet.

In seltenen Fällen gibt es Ausnahmen für spezielle Produktgruppen, wie „dekorative kosmetik", rinse-off-Produkte" (z.B. Shampoo, duschgel) und Haarfarben, zur Gewährleistung bestmöglicher Produkteigenschaften und Benutzerfreundlichkeit.

6.3 UV-Filter
Für Sonnenschutzmittel ist der Einsatz von UV-Filtern gesetzlich verbindlich vorgeschrieben. Ihr Einsatz ist zum Schutz von lichtempfindlichen Personen und vor den zunehmenden Gefahren der intensiven UV-Bestrahlung auch in Sonnenschutzmitteln mit dem neuform-Zeichen notwendig.

6.4 Emulgatoren und waschaktive Substanzen
Es können Emulgatoren und bei Haut- und Haarwaschmitteln sogenannte waschaktive Substanzen eingesetzt werden, die unter Verwendung folgender Naturstoffe hergestellt wurden:

- Fette, Öle, Wachse
- Lecithine
- Lanolin

- Saccharide (Mono-, Oligo-, Polyssaccharide)
- Aminosäure, Proteine und Lipoproteine

Aufgrund ihrer guten Funktionalität kann auf PEG-haltige Tenside (waschaktive Substanzen) nicht vollständig verzichtet werden. Ein Verzicht wird angestrebt, wo immer dies unter Erhalt optimaler Gebrauchseigenschaften möglich ist, um dem Ideal der Natürlichkeit möglichst nahe zu kommen.

7. Prüfung und Kontrolle
   Die Kosmetikprodukte mit dem neuform-Kennzeichen unterliegen einer Prüfung und Zulassung durch die neuform und einer ständigen Kontrolle durch die qualifizierten labors der Hersteller. Die Einhaltung der Qualitätsrichtlinie wird durch das neuform-Zeichen dokumentiert."

13) Verband der Reformwaren-Hersteller (VRH) e.V., Broschüre Neuform

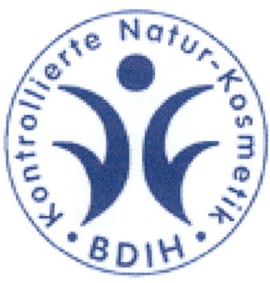

Ein in seinen Richtlinien sehr strenges Label ist das Label des Bundesverbands deutscher Industrie Hersteller. Nun die Kriterien des BDIH als Auszug aus der BDIH-Broschüre:

Richtlinie "Kontrollierte Natur-Kosmetik"

Die vorliegende Richtlinie soll den Begriff Naturkosmetik im Interesse berechtigter Verbrauchererwartungen in sachlich korrekter und nachvollziehbarer Weise definieren. Sie soll darüber hinaus einen fairen Wettbewerb der Hersteller und Vertreiber von Naturkosmetika ermöglichen. Die Richtlinie soll den Begriff "Naturkosmetik" transparent machen. Sie trägt damit den berechtigten Verbrauchererwartungen nach sicheren und ökologischen Produkten Rechnung.

Die Richtlinie beschreibt Standards für Naturkosmetik-produkte, die sich auf die Gewinnung bzw. Erzeugung der Kosmetikrohstoffe sowie auf deren Verarbeitung beziehen. Bei der Gewinnung der verwendeten Rohstoffe wird darauf geachtet, dass die Natur wenig gestört wird und in ihrer Lebensform erhalten bleibt, wobei die Belange des Tier- und Artenschutzes besonders berücksichtigt werden. Eingriffe durch Genmanipulation in das Erbgut von Tieren und Pflanzen werden abgelehnt.

Die Umwandlung der Rohstoffe zu kosmetischen Präparaten soll schonend und mit wenigen chemischen Prozessen erfolgen. Verpackungen sollen sparsam und umweltverträglich sein. Die Bevorzugung natürlicher Rohstoffe ergibt sich zu einem großen Teil aus ihrer ökologischen Überlegenheit, vor allem wenn sie aus kontrolliert-biologischem Anbau oder anderweitig verantwortungsvollem Umgang mit natürlichen Ressourcen stammen. Außerdem handelt es sich bei den natürlichen Substanzen durchweg um Rohstoffe, die eine gemeinsame Evolution mit dem Menschen durchlaufen haben, so dass hier überwiegend ein geringes toxikologisches Risikopotential vorliegt.

Auch die Forderung nach durchschaubaren Produktions- und Sozialzusammenhängen wird durch Naturprodukte am

129

ehesten erfüllt. Die meisten entstammen dem Pflanzenreich, mit einigen Ergänzungen mineralischen und tierischen Ursprungs. Dazu kommt eine eng begrenzte Auswahl technischer Erzeugnisse, auf die wegen heutiger Verbrauchererwartungen nicht völlig verzichtet werden kann, da sie mit reinen Naturerzeugnissen unerfüllbar sind.

Kriterien

1. Pflanzliche Rohstoffe

Einsatz pflanzlicher Rohstoffe soweit möglich aus:

- kontrolliert-biologischem Anbau (kbA), unter Berücksichtigung von Qualität und Verfügbarkeit

- kontrolliert-biologischer Wildsammlung

2. Tierschutz

Tierversuche und Endprodukte

Weder bei der Herstellung noch bei der Entwicklung oder Prüfung der Endprodukte werden Tierversuche durchgeführt noch in Auftrag gegeben.

Tierversuche und Rohstoffe

Rohstoffe, die vor dem 01.01.1998 noch nicht im Markt vorhanden waren, dürfen nur dann verwendet werden, wenn sie nicht im Tierversuch getestet worden sind. Außer Betracht bleiben hierbei Tierversuche, die durch Dritte durchgeführt wurden, die weder im Auftrag noch auf Veranlassung des Auftraggebers gehandelt haben, noch mit diesen gesellschaftsrechtlich oder vertraglich verbunden sind.

Tierische Rohstoffe

Der Einsatz von Rohstoffen toter Wirbeltiere (z.B. Walrat, Schildkrötenöl, Nerzöl, Murmeltierfett, tierische Fette, tierisches Collagen und Frischzellen) ist nicht gestattet.

3. Mineralische Rohstoffe

Der Einsatz anorganischer Salze (z.B. Magnesiumsulfat) und mineralischer Rohstoffe (z.B. Natriumchlorid) ist grundsätzlich gestattet. Ausnahme siehe unter Punkt 5.

4. Rohstoffe mit beschränktem Einsatz

Für die Herstellung von Naturkosmetika können Bestandteile verwendet werden, die durch Hydrolyse, Hydrierung, Veresterung, Umesterung oder sonstige Spaltungen und Kondensationen aus folgenden Naturstoffen gewonnen werden:

- Fette, Öle und Wachse

- Lecithine

- Lanolin

- Mono-, Oligo- und Polysaccharide

- Proteine und Lipoproteine

Den konkreten Rohstoffeinsatz regelt die aktuelle Positivliste für die Entwicklung und Herstellung von "Kontrollierter Natur-Kosmetik."

5. Bewusster Verzicht auf

- organisch-synthetische Farbstoffe

- synthetische Duftstoffe

- ethoxilierte Rohstoffe

- Silikone

- Paraffine und andere Erdölprodukte

Zulassungskriterium für natürliche Riechstoffe ist insbesondere die ISO-Norm 9235.

6. Konservierung

Zur mikrobiologischen Sicherheit der Produkte werden, neben natürlichen Konservierungssystemen, nur bestimmte naturidentische Konservierungsmittel zugelassen:

- Benzoesäure, ihre Salze und Ethylester

- Salicylsäure und ihre Salze

- Sorbinsäure und ihre Salze

- Benzylalkohol

Beim Einsatz dieser Konservierungsstoffe ist der Zusatz: "Konserviert mit ... [Name des Konservierungsstoffes]" erforderlich!

7. Keine radioaktive Bestrahlung

Eine Entkeimung von organischen Rohstoffen und kosmetischen Endprodukten durch radioaktive Bestrahlung ist nicht gestattet.

8. Kontrolle

Die Überprüfung der Einhaltung oben aufgeführter Kriterien wird durch ein unabhängiges Prüfinstitut gewährleistet. Die Einhaltung der Kriterien wird durch das verbandseigene Prüfzeichen dokumentiert.

Weitere Zielsetzungen:

Rohstoffvoraussetzungen

- Transparenz bei der Herstellung mit durchschaubaren Verfahren und

- konsequente Verbraucheraufklärung.

Aktiver Einsatz gegen Genmanipulation

Da die Gentechnik in der Landwirtschaft umstritten und ökologisch nicht vertretbar ist, wird der biologische Anbau unterstützt und ein aktiver Einsatz gegen die Gentechnik betrieben.

Ökologische Verträglichkeit

- Ausschließlich natürliche Ausgangsrohstoffe, wenn möglich zertifiziert nach EG-Bio-VO

- Umweltschonende Herstellverfahren

- Optimale Abbaubarkeit der Rohstoffe und Fertigprodukte

- Sparsame, umweltverträgliche und recyclingfähige Verpackungen

- Erhalt der natürlichen Lebensgrundlagen

- Soziale Verträglichkeit

- Rohstoffe aus Fair Trade und Dritte-Welt-Projekten

- Gebrauch und Entsorgung

- Kollegiales Miteinander

14) BDIH, Bundesverband deutscher Industrie- und Handelsunternehmen für Arzneimittel, Reformwaren, Nahrungsergänzungsmittel und Körperpflegemittel e.V., Richtlinien

Und die Kriterien von Ecocert, das Kosmetikprodukte in 38 Ländern zertifiziert, also international verbreitet ist:

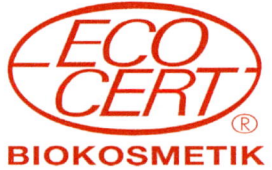 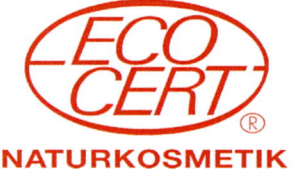

Ecocert unterscheidet zertifizierte Natur- und zertifizierte Biokosmetik.

Produktanforderungen:
- Liste der verwendeten Inhaltsstoffe
- Prüfung der Produktionsprozesse
- Ein Mindestprozentsatz der Inhaltsstoffe muss aus biologischem Anbau und natürlichen Ursprungs sein
- Einbeziehung der Lieferanten
- Verpackung (Recycling)
- Etikettierung

Inhaltsstoffe:

50% bzw. 95% der pflanzlichen Rohstoffe im Produkt müssen natürlichen Ursprungs sein sein.

Auswahl der Inhaltsstoffe:
Hierfür existieren zwei verschiedene Labels:
Das Ecocert Naturkosmetik Label:

Mindestens 5% der Gesamt Zutaten müssen aus biologischem Anbau sein
Mindestens 50% der pflanzlichen Rohstoffe müssen aus biologischem Anbau sein.
Das Ecocert Bio-Kosmetik Label:
Mindestens 10%der Gesamt-Zutaten müssen aus biologischem Anbau sein.
Mindestens 95% der pflanzlichen Rohstoffe müssen aus biologischem Anbau sein.

Für beide Labels gilt:

95% der Zutaten müssen natürlichen Ursprungs sein.

Die zur Konservierung des Produkts zugelassene Menge darf maximal bei 5% liegen.

Nicht zugelassen sind:
- Synthetische Parfüms und Stoffe, auch dann nicht, wenn die Moleküle in der Natur vorkommen.
- Silikon, Glycol, etc…
- Carbomere
- Phenoxyethanol
- 4fach Ammonium
- Produkte aus synthetischen Fettalkoholen oder Säuren

Anforderungen für eine Emulsion als Beispiel:
- Keine Emulgatoren, wie z.B. PEG
- Keine mineralischen Öle oder Silikone
- Keine Geliermittel wie Carbomere
- Keine Konservierungsmittel wie Phenoxyethanol, Paraben, DMDM…
- Keine synthetischen Härter
- Keine Lösungsmittel wie Propylenglycol
Eingesetzt werden aber dürfen z.B.
- Emulgatoren wie Sacharose Ester, Polyglycerol Ester
- Weichmacher wie pflanzl. Öl oder Ester natürlichen Ursprungs
- Geliermittel wie Xanthan, Zellulose, Stärke
- Konservierungsmittel wie Sorbitsäure und ihre Salze, Benzylalkohol
- Parfüm natürlichen Ursprungs
- Natürliche Härter

Für die Rohstoffe aus biologischem Anbau gelten folgende Richtlinien:

Zertifiziert nach derNorm EEC 2092/91, NOP, JAS oder Kosmetik Standards

Inhaltsstoffe:
- Flüssig-Extrakte (inkl. Blütenwasser)
- Trocken-Extrakte
- Hydroglycerine-Extrakte
- Alkoholische Extrakte
- Essentielle Öle
- Parfüm-Extrakte
- Pflanzenöle, - butter, -wachse

Pflanzen:
- Einjährige Kulturen (2 Jahre Umstellung)
- Mehrjährige Kulturen (3 Jahre Umstellung)
- Wildsammlung (keine chemische Behandlung in den letzten 3 Jahren, Schutz des Ökosystems)

Prüfung der Inhaltsstoffe
- Ecocert überprüft die Übereinstimmung der Produkte mit dem Standard
15) Ecocert Cosmetics Certification

Das Label des IHTK

Dann gibt es noch  das Label des IHTK, was für bestimmte naturkosmetische Kriterien und tierversuchsfreie Kosmetik steht. Zu erkennen ist es an dem Häschen mit schützender Hand. Hier die Kriterien:

1. Abgabe einer rechtsverbindlichen Erklärung, dass
a) keine Tierversuche für Entwicklung und Herstellung der Endprodukte durchgeführt werden.
b) keine Rohstoffe verarbeitet werden, die nach dem 01.01.1979 erstmals im Tierversuch getestet wurden. Hierbei ist ausschlaggebend, dass die Substanzen vor dem 01.01.1979 auf dem Markt waren, unabhängig davon, ob sie vor diesem Zeitpunkt im Tierversuch getestet wurden.
Synthetische Substanzen, die nach diesem Zeitpunkt auf den Markt kamen, dürfen nicht im Tierversuch getestet worden sein.
Allerdings können weder wir noch die Hersteller der Positivliste es verhindern, dass eine synthetische Substanz die vor dem 01.01.1979 bereits auf dem Markt war, oder ein natürlicher essbarer Rohstoff später noch, nach dem Stichtag 01.01.1979 von Dritten im Tierversuch getestet wurde und wird. Sofern sie mit dem betreffenden Unternehmen in keiner Verbindung stehen, muss es den Herstellern der Positivliste daher gestattet sein, die betreffende Substanz auch weiterhin zu verwenden.

138

c) keine Rohstoffe Verwendung finden, die durch Tierquälerei gewonnen oder für die Tiere eigens getötet werden (z.B. Nerzöl, Walrat, Zibet, Schildkrötenöl, Seide, Cocenilleläuse für dekorative Kosmetik bzw. für Lippenstifte in Naturkosmetik etc.)

d) keine wirtschaftliche Abhängigkeit zu anderen Firmen besteht, die Tierversuche durchführen oder in Auftrag geben (z.B. Pharmaindustrie).

2. Abgabe einer detaillierten Rohstoffliste mit Lieferantenangabe.

3. Vollständige Angabe der Inhaltsstoffe aller Produkte auf den jeweiligen Verpackungen oder in den Katalogen. (Falls die Inhaltsstoffe nicht angegeben sein sollten, fragen Sie bitte bei der Firma nach oder informieren Sie uns.)

4. Sollte ein Hersteller bewusst falsche Angaben machen, so droht ihm eine Vertragsstrafe bis zu 10.000 EUR.

16)IHTK Richtlinien

Das NaTrue Label

Das NaTrue Label ist eines der Neuesten Labels, das drei Qualitätsstufen, erkennbar an den eins, zwei und drei Sternen unterscheidet. Das ist Naturkosmetik, Naturkosmetik mit Bio-Anteil und Biokosmetik.

Die drei Stufen des Na-True Labels

Unabhängig von der Formulierung eines kosmetischen Mittels als Naturkosmetikum müssen alle Produkte in erster Linie alle grundsätzlichen Anforderungen der Richtlinie 76/768/EWG (EG-Kosmetik-Richtlinie) erfüllen, insbesondere hinsichtlich der Zusammensetzung, der Sicherheit, der Wirksamkeit und der Kennzeichnung der Produkte.

Neben Wasser – Grundlage und damit anteilmäßig oftmals größter Bestandteil vieler kosmetischer Formulierungen – dominieren chemisch unveränderte Naturstoffe (natürliche Stoffe, z. B. fette Öle, wässrig-alkoholische Pflanzenextrakte) in der Regel im Produkt, wenn die Bezeichnung „Naturkosmetik" in Anspruch genommen wird. Die chemisch unveränderten Naturstoffe sollten bevorzugt in Bioqualität eingesetzt werden.

Naturidentische Stoffe dürfen nur dann Verwendung finden, wenn eine Gewinnung dieser Stoffe direkt aus der Natur mit vernünftigem Aufwand technisch nicht realisierbar ist. Naturidentische Inhaltsstoffe werden in entsprechenden Positivlisten geregelt.

Naturnahe Stoffe haben nur dann eine Berechtigung, wenn ihre Funktion nicht von Naturstoffen übernommen werden kann. Naturnahe Stoffe werden stets aus Naturstoffen gewonnen, wobei Erdöl als Rohstoff ausgeschlossen ist. Bei ihrer Herstellung sollten nur solche Prozesse zum Einsatz kommen, die ein Vorbild in physiologischen Vorgängen haben (z. B. die Entstehung von Partialglyceriden in der Fettverdauung). Dabei ist die Zahl der notwendigen Umwandlungsschritte so gering wie möglich zu halten.

Bei der Gewinnung von naturnahen Rohstoffen sollten die dafür notwendigen natürlichen Ursprungsrohstoffe bevorzugt in Bioqualität eingesetzt werden. Die Umweltverträglichkeit naturnaher Stoffe ist gesondert zu prüfen, damit deren problemlose Rückführung in den natürlichen Kreislauf gewährleistet ist. Für waschaktive naturnahe Stoffe gelten daher besonders strenge Anforderungen an ihre biologische Abbaubarkeit.

Auch Aspekte der nachhaltigen Entwicklung sind in der gesamten Wertschöpfungskette zu berücksichtigen (Vorlage eines Nachhaltigkeits- oder Umweltberichts der Hersteller).

Die nachfolgend aufgeführten konkreten Anforderungen an Naturkosmetika beschreiben

– die in Naturkosmetika zulässigen Naturstoffe, naturnahen und naturidentischen Stoffe,
– die erlaubten Verfahren zur Herstellung von Naturkosmetika sowie von natürlichen, naturidentischen
und naturnahen Rohstoffen,
– die Mindestgehalte an Naturstoffen, Naturstoffen in Bioqualität und die Maximalgehalte an naturnahen Rohstoffen

in den drei Stufen „Naturkosmetik", „Naturkosmetik mit Bio-Anteil" und „Biokosmetik"
– sowie auch Kriterien für die Verpackungen und bestimmte Trägermaterialien.

Eine Zertifizierung von Produkten nach den NaTrue-Kriterien für Natur- und Biokosmetik ist unabhängig von einer Mitgliedschaft bei NaTrue bzw. bei anderen Institutionen möglich. Um das NaTrue-Label in Anspruch nehmen zu können, ist es erforderlich, dass mindestens 75 % aller Einzelprodukte (im Sinne von Rezepturen) einer abgrenzbaren Serie von Produkten derselben Marke (im Sinne von rechtlich geschütztem Markennamen und Markenkommunikation) als Natur- oder Biokosmetik zertifiziert sind.

NaTrue-Label: Anforderungen an Natur- und Biokosmetika
A. Definition der erlaubten Stoffe und Verfahren

1. a) Naturkosmetika sind Erzeugnisse, die vorbehaltlich der Ziffern 2 und 3 ausschließlich aus Naturstoffen hergestellt sind. Naturstoffe sind Substanzen botanischen, anorganisch-mineralischen oder tierischen Ursprungs (ausgenommen tote Wirbeltiere) sowie deren Gemische und Reaktionsprodukte untereinander. Für die Gewinnung und Weiterverarbeitung werden nur physikalische Verfahren einschließlich der Extraktion mit ausgewählten Extraktionsmitteln zugelassen. Darüber hinaus sind enzymatische und mikrobiologische Verfahren zulässig, wenn nur in der Natur vorkommende Enzyme oder Mikroorganismen verwendet werden, oder solche, wie sie auch im Bereich der Bio-Lebensmittel gemäß EG-Öko-Verordnung [Verordnung (EWG) Nr. 2092/91 bzw. –

ab 01.01.2009 – Verordnung (EG) 834/2007] zugelassen sind. Die Behandlung von pflanzlichen und tierischen Rohstoffen sowie des Endprodukts mit ionisierender Strahlung ist nicht zulässig. Das Bleichen von Ölen und Wachsen ist zugelassen, nicht jedoch unter Verwendung von Chlor (Natriumhypochlorit).

b) In Naturkosmetika können jene natürlichen Riechstoffe (ätherische Öle) eingesetzt werden, die dem ISO-Standard 9235 entsprechen. Dazu gehören auch Isolate aus ätherischen Ölen sowie daraus rekonstruierte ätherische Öle. Synthetische naturidentische Riechstoffe und chemisch modifizierte natürliche Riechstoffe dürfen nicht in Naturkosmetika verwendet werden.

2. Zur Konservierung von Naturkosmetika können nachfolgend aufgeführten naturidentische Konservierungsstoffe verwendet werden; gemäß der in Richtlinie 76/768/EWG genannten Bedingungen. Der Einsatz dieser Stoffe ist mit dem Zusatz „konserviert mit..." kenntlich zu machen.

In Naturkosmetika können darüber hinaus die in dieser Richtlinie festgelegten naturidentischen anorganischen Pigmente und Mineralien verwendet werden, die ausgehend von natürlichen Ausgangsmaterialien durch chemische Reaktion gewonnen werden.

3. Für die Herstellung von Naturkosmetika dürfen ansonsten nur naturnahe Stoffe verwendet werden, die durch chemische Reaktion aus erneuerbaren Rohstoffen (z. B. Fette, Öle, Wachse, Lecithine, Mono-, Oligo- und Polysaccharide, Proteine, Lipoproteine) oder aus Mineralien gewonnen werden.

Folgende chemische Reaktionen sind dabei zugelassen: Hydrolyse (einschl. Verseifung), Neutralisation, Kondensation unter Abspaltung von Wasser, Veresterung, Umesterung, Hydrierung, Glycosylierung, Phosphorylierung, Sulfatierung, Acylierung, Amidierung und Oxidation (mit Sauerstoff, Ozon und Peroxiden).

Als naturnahe Stoffe gelten hier auch weitere Stoffe, die zwar natürlich vorkommen, die aus ihren natürlichen Quellen aber nicht in ausreichender Menge entsprechend dem jeweiligen Stand der Technik gewonnen werden können.

Die verwendeten Tenside müssen vollständig biologisch abbaubar sein (gemäß den OECD-Richtlinien 301 A–F).

4. Im Rahmen aller Herstellungs-, Verarbeitungs- und Abfüllprozesse muss gewährleistet werden, dass keine in Naturkosmetika unerwünschten Stoffe durch diese Prozesse oder durch Packmittel und Lagerbehälter in die Produkte eingetragen werden.
NaTrue-Label: Anforderungen an Natur- und Biokosmetika
B. Mindestanforderungen an den Gehalt von Naturstoffen, Naturstoffen in Bioqualität sowie Maximalgehalte an naturnahen Rohstoffen

1. NATURKOSMETIK

Die Mindestgehalte an Naturstoffen und Maximalgehalte an naturnahen Rohstoffen (bezogen auf die Gesamtformulierung) sind in einer speziellen Tabelle aufgegliedert und nach Produktgruppen festgelegt

Wasserhaltige Naturstoffe werden dabei jeweils mit folgendem Gewichtsanteil berücksichtigt:
a) Pflanzensäfte: 100 %
b) Konzentrate aus Pflanzensäften: nur das Konzentrat zu 100 %, nicht jedoch das zur Rückverdünnung verwendete Wasser
c) Wässrige Extrakte: nur der pflanzliche Anteil
d) Wässrig-alkoholische Extrakte: der pflanzliche und der alkoholische Anteil (sofern Naturstoff)

2. NATURKOSMETIK MIT BIOANTEIL

Grundvoraussetzung:
Neben den unter 1. genannten Grundvoraussetzungen sind folgende weitere Voraussetzungen einzuhalten: Das Produkt enthält (bezogen auf die Gesamtformulierung) mindestens 15 % chemisch unveränderte Naturstoffe pflanzlichen oder tierischen Ursprungs und maximal 15 % naturnahe Stoffe

Zusätzliche Voraussetzungen:
1) Die im Produkt enthaltenen natürlichen Stoffe pflanzlichen und tierischen Ursprungs stammen zu mindestens 70 % aus kontrolliert biologischer Erzeugung und/oder aus kontrollierter Wildsammlung gemäß den Kriterien der EG-Öko-Verordnung [Verordnung (EWG) Nr. 2092/91 bzw. – ab 01.01.2009 – Verordnung (EG) 834/2007].
2) Die im Produkt enthaltenen naturnahen Stoffe stammen aus kbA-Ursprungsmaterial.

3. BIOKOSMETIK

Grundvoraussetzung:
Neben den unter 2. genannten Grundvoraussetzungen sind folgende weitere Voraussetzungen einzuhalten: Das Produkt enthält (bezogen auf die Gesamtformulierung) mindestens 20 % chemisch unveränderte Naturstoffe pflanzlichen oder tierischen Ursprungs und maximal 15 % naturnahe Stoffe.

Zusätzliche Voraussetzungen:
1) Die im Produkt enthaltenen natürlichen Stoffe pflanzlichen und tierischen Ursprungs stammen zu mindestens 95 % aus kontrolliert biologischer Erzeugung und/oder aus kontrollierter Wildsammlung gemäß den Kriterien der EG-Öko-Verordnung [Verordnung (EWG) Nr. 2092/91 bzw. – ab 01.01.2009 – Verordnung (EG) 834/2007].
2) Die im Produkt enthaltenen naturnahen Stoffe stammen aus dem dort definierten kbA-Ursprungsmaterial.

NaTrue-Label: Anforderungen an Natur- und Biokosmetika
C. Anforderungen an Trägermaterialien (z. B. für feuchte Tücher und Pads)

1. Alle Trägermaterialien kosmetischer Mittel, die zur flächigen Applikation einer Formulierung auf der
Haut verwendet werden (z. B. Tücher oder Pads), müssen aus erneuerbaren Rohstoffen gewonnen
werden.
D. Anforderungen an Verpackungen und Verpackungsmaterialien

1. Der Verpackungsaufwand ist grundsätzlich soweit als möglich zu minimieren.
2. Soweit möglich, sollten die Produkte zur Mehrfachanwendung konzipiert werden (ausgenommen Probepackungen).
3. Soweit technisch möglich und verfügbar, sind wiederverwertbare Packmaterialien, möglichst aus nachwachsenden Rohstoffen, zu verwenden.
4. Halogenierte Kunststoffe dürfen nicht als Packmaterialien verwendet werden.
5. Druckgaspackungen können nicht als Natur- oder Biokosmetika nach NaTrue zertifiziert werden.

NaTrue-Label: Anforderungen an Natur- und Biokosmetika
Zur Herstellung von Naturkosmetika zugelassene Extraktionsmittel

- Ethanol (Alkohol) pflanzlichen Ursprungs
- Fette und Öle pflanzlichen Ursprungs
- Glycerin aus Fetten und Ölen pflanzlichen Ursprungs
- Kohlensäure (CO_2)
- Wasser

Die ggf. notwendigen weiteren Extraktions- oder Lösungsmittel – falls nach Stand der Technik nicht anders möglich – zur Verarbeitung von Samen (inkl. Keimen) sowie zur Gewinnung von Wollwachs, Seide, Carotinoiden, Xanthophyllen, biotechnologisch hergestellten Rohstoffen und Concretes (bzw. den daraus resultierenden Absolues und Wachsen) sind ausschließlich für diesen Zweck zugelassen. Diese Stoffe müssen nach ihrer Verwendung wieder vollständig oder zumindest soweit entfernt werden, dass sie nur noch in technisch unvermeidbaren und technologisch unwirksamen Spurenkonzentrationen im Fertigprodukt enthalten sind. Ausdrücklich ausgeschlossen ist die Verwendung von aromatischen und halogenorganischen Lösungsmitteln.

Zur Herstellung von Naturkosmetika zugelassene naturidentische Konservierungsstoffe

Ameisensäure; Vorkommen in Insekten seit 1670 bekannt; wird von Käfern und anderen Gliedertieren als Wehrsubstanz verwendet. Kommt auch in Brennnesseln und Tannennadeln vor.

Benzoesäure, ihre Salze und Ethylester (Vorkommen im Benzoeharz (Styrax benzoin) und im Wehrsekret von Wasserkäfern (Dytiscus sp).

Benzylalkoho; Vorkommen bis zu 6 % im Jasminblütenöl und sowohl frei als auch verestert in vielen anderen ätherischen Ölen.

Propionsäure und ihre Salze; Wird bei der Propionsäuregärung gebildet. Kohlenhydrate werden durch Lactobacillus casei, Bazillus subtilis oder Propionbakterium pentosaceum zu Propionsäure umgesetzt.

Salicylsäure und ihre Salze; Vorkommen als freie Säure in der Spierstaude (Filipendula ulmaria), in Sennesblättern und in Kamillenblüten (Chamomilla recutita).

Sorbinsäure und ihre Salze In den Samen der Vogelbeere (Eberesche, Sorbus aucuparia).

17)NaTrue Label Kriterien

Das Demeter Label

Das Demeter Label wird an Produkte vergeben, die schon vom Anbau der Rohstoffe an strengen Kriterien unterliegen. Hier die Kriterien von Demeter:

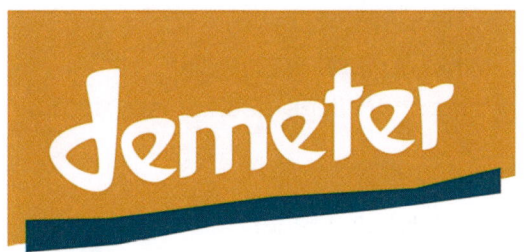

1 VORWORT
Wie das Wort Naturkosmetik schon sagt, gilt es, Kosmetika herzustellen, die ganz aus Naturstoffen bestehen, die sehr gut hautverträglich sind und gleichzeitig die Umwelt wenig elasten. Die Rohstoffe pflanzlichen oder tierischen Ursprungs sind möglichst in Demeter-Qualität zu verwenden. Die Aufgabe bei der Herstellung von Kosmetika besteht darin, die besondere, durch die biologisch-dynamische Landwirtschaft entstandene Qualität der Rohwaren zu erhalten und wo immer möglich, durch geeignete Maßnahmen zu fördern. Ziel ist es, traditionelle Verfahren der Kosmetik-Herstellung und Rohwarenaufarbeitung optimal anzuwenden, aber auch spezifische Verfahren, welche die Herstellung von menschengemäßen Kosmetika erlauben, einzusetzen bzw. zu entwickeln.

2 GELTUNGSBEREICH DER RICHTLINIE

Diese Richtlinie hat Gültigkeit für Firmen, welche in einem gültigen Vertragsverhältnis mit dem Demeter e.V. zum Zwecke der Nutzung des Warenzeichens "Demeter" bei Kosmetika stehen.

In dieser Richtlinie sind Regelungen für folgende Produktgruppen getroffen:
- Hautreinigungsmittel
- Hautpflege- und -schutzmittel (auch Massageöle)
- Haarpflegemittel (Reinigung und Pflege des Haares und der Kopfhaut)
- Nagelpflegemittel
- Badezusatzmittel (Badeöle, Wirkstoffbäder, Bademilchen und -salze)
- Mundpflegemittel (Zahnpasta)
- Ätherische Öle und deren Mischungen
- dekorative Kosmetik

Kosmetika, bei welchen diese Richtlinie Anwendung findet, müssen aus Rohstoffen natürlicher Herkunft bestehen.
Sollen Präparate anderer Produktgruppen mit der Demeter-Kennzeichnung hergestellt werden, muß zuerst eine dahingehend notwendige Ergänzung dieser Richtlinie durchgeführt werden, bzw. eine Sondergenehmigung durch den Demeter e.V. erteilt worden sein.

3 DEKLARATION BEI KOSMETIKA

Alle Zutaten der Kosmetika, bei denen eine Kennzeichnung mit dem Demeter-Warenzeichen erfolgen soll, müssen den Anforderungen und Beschränkungen dieser Richtlinie in Bezug auf ihre Herkunft, Aufarbeitung und Art genügen.

Zwischen den verschiedenen Deklarierungsmöglichkeiten kann im Rahmen der Regelungen gewählt werden. Das heißt, ein Hersteller kann sich z.b. darauf beschränken, das Warenzeichen bei den Produkten nur in der Zutatenliste zu verwenden.

3.1 Prominente Demeter-Deklaration
Eine prominente Deklaration als Demeter-Kosmetikum (z.b. Demeter-Rosenöl) ist erlaubt, wenn das Kosmetikum
- die namensgebende Zutat in Demeter-Qualität beinhaltet und
- über 90% der gesamten Zutaten Demeter-Qualität aufweisen.

3.2 Demeter-Deklaration im Produktnamen
Das Demeter-Warenzeichen kann im Produktnamen mit Bezug auf den Demeter-Rohstoff verwendet werden. (z.b. Rosenöl aus Demeter-Rosen) wenn,
- die namensgebenden Zutaten in Demeter-Qualität beinhaltet sind,
- mindestens 50% der Zutaten in Demeter-Qualität und
- mindestens 90% der Zutaten in ökologischer Qualität beinhaltet sind.

3.3 Demeter-Deklaration in Zutatenliste bzw. Fließtext
Das Warenzeichen Demeter kann in der Zutatenliste bzw. im Fließtext genutzt werden, wenn
- eine Zutat in Demeter-Qualität beinhaltet ist und

- mindestens 50% der Zutaten in ökologischer Qualität beinhaltet sind.

3.4 Deklaration der Zutaten
Anhand einer Zutatenliste muss die Volldeklaration der Zutaten erfolgen. Die Benennung erfolgt in Anlehnung an das CTFA (Cosmetic Toiletery Fragrances Association)-System, bei den Benennungen sollen möglichst die Namen der Zutaten in der jeweiligen Landessprache (Deutsch) genutzt bzw. parallel genannt werden.

3.5 Berechnung der Anteile von Zutaten
Zur Berechnung der Anteile werden alle Zutaten erangezogen außer Wasser.

Bei Produkten der unter 3.1 und 3.2 beschriebenen Kategorien erfolgt eine Kennzeichnung von
konventionellen Rohstoffen durch das Kürzel (konv.).

Bei Produkten der unter 3.3 beschriebenen Kategorie können Mischungen von ätherischen Ölen als Sammelbegriff angegeben werden. Eine Auszeichnung von ätherischen Demeter-Ölen darf nur erfolgen, wenn bei einer Nennung als Sammelbegriff alle genutzten ätherischen Öle aus Demeter-Anbau stammen und den Vorgaben der Richtlinie genügen oder wenn die entsprechenden ätherischen Öle einzeln genannt sind.

4 EXTRAKTE UND ÄTHERISCHE ÖLE
Ätherische Öle oder Extrakte aus Demeter-Pflanzen oder Tieren dürfen als ätherische Demeter-Öle oder- Extrakte bezeichnet werden wenn - die Rohstoffe mit mechanischen, thermischen oder fermentativen Verfahren bearbeitet werden

- Extrakte unter Zuhilfenahme von Wasser, Ölen, Ethanol, CO_2 oder Obstessigen hergestellt werden. Unter die Extraktionsmittel landwirtschaftlichen Ursprungs fallen hier Öle und Fette, sowie die Obstessige. Werden diese in von Demeter abweichender Anbauqualität verwendet, darf eine Auslobung mit Demeter nur in Bezug auf das in Demeter-Qualität vorhandene Extraktionsgut vorgenommen werden.
- die Herstellung der ätherischen Öle mit Hilfe der Wasserdampfdestillation, der CO_2 -Extraktion oder mittels Pressung erfolgt.

5 SEIFEN
Folgenden Bedingungen unterliegen Seifen, die als Demeter-Seifen bezeichnet und verwendet werden dürfen:
Forschungsring für Biologisch-Dynamische Wirtschaftsweise
- Die Rohseifen dürfen nur aus Neutralfetten pflanzlicher und/oder tierischer Herkunft in Demeter-Qualität ohne weitere Zutaten hergestellt werden.
- Zur Verseifung darf nur Natron- oder Kalilauge ohne jegliche Vorverwendung genutzt werden.

6 ZUTATEN LANDWIRTSCHAFTLICHEN URSPRUNGS
6.1 Qualität landwirtschaftlicher Zutaten
Zutaten landwirtschaftlichen Ursprungs können sowohl in Demeter-Qualität als auch entsprechend der EG-VO 2092/91 Verwendung finden. Sind diese nicht verfügbar, in qualitativer und quantitativer Hinsicht, kann auf konventionelle Zutaten zurückgegriffen werden; wobei diese nicht mit von der EG-VO 2092/91 abweichenden Hilfsstoffen hergestellt und mit von dieser Richtlinie (Kapitel „Zutaten nicht-landwirtschaftlichen

Ursprunges") abweichenden Zusatzstoffen versetzt sein dürfen.

Die Deklarationsbestimmungen sind jeweils zu beachten.

6.2 Pflanzliche oder tierische Wachse
Ungefärbte und ungebleichte pflanzliche oder tierische Wachse können bei Bedarf verwendet werden. Bei Wollwachs aus konventioneller Produktion ist auf die Behandlung der Schafe mit Entwesungsmittel (Tauchbäder), auf die Extraktion (Mittel) des Wollwachses und auf dessen Aufarbeitung (Lösungsmittel) zu achten. Vom Vorlieferanten sind entsprechende Informationen einzuholen, ebenso die Bestätigung, dass die Konzentration von Rückständen die vom Kosmetikhersteller firmenintern festgelegten Grenzwerte nicht überschreitet.

6.3 Ätherische Öle und Extrakte gemäß Abschnitt 4
Nach den Gewinnungsverfahren (Extraktion) von diesen Vorgaben abweichende Zutaten konventionellen oder ökologischen Ursprungs dürfen nicht bei Produkten eingesetzt werden, die mit prominenter Demeter-Deklaration versehen sind (Pkt. 3.1) oder bei denen das Demeter-Warenzeichen im Produktnamen verwendet wird (Pkt. 3.2).

6.4 Seifen, gemäß Abschnitt 5
Nach dem Gewinnungsverfahren von diesen Vorgaben abweichende Zutaten konventionellen oder ökologischen Ursprungs dürfen nicht eingesetzt werden.

6.5 Verarbeitungsgrad der Rohstoffe

Die Rohstoffe landwirtschaftlichen Ursprungs können gemäß der produktspezifischen Richtlinien für die Anerkennung von Demeter-Lebensmitteln (Lebensmittel) aufgearbeitet werden. Grundsätzlich erlaubt sind traditionelle mechanische und physikalische Verfahren (auch Temperieren) wie Schneiden, Sichten, Sieben, Waschen, Kühlen und Erhitzen.

Sollte geplant werden, von den oben skizzierten Verfahren abweichende Behandlungsverfahren von Rohstoffen einzusetzen, oder Rohstoffe zu verwenden, die mit abweichenden Verfahren hergestellt wurden, so ist das jeweils mit dem Demeter e.v. abzustimmen und ein begründeter Antrag auf Genehmigung der Verfahren zu stellen.

Forschungsring für Biologisch-Dynamische Wirtschaftsweise

7 ZUTATEN NICHT-LANDWIRTSCHAFTLICHEN URSPRUNGES

7.1 Wasser
Grundsätzlich erlaubt ist Wasser in mindestens Trinkwasserqualität.

7.2 Zutaten mineralischen und metallischen Ursprungs
Zutaten mineralischen (Salze, Erden, Steine, Edelsteine, ...) und metallischen (Edelmetalle, Metalle) Ursprungs (z.B. Bentonite, Kieselerde, Kochsalz, Heilerde, ...) sind erlaubt.

7.3 Rohstoffe aus Wildsammlung
Rohstoffe aus Wildsammlung müssen nach den Vorgaben der EG-VO 2092/91 zertifiziert sein. Sie werden Rohstoffen aus ökologischem Anbau gleichgesetzt.

7.4 Weitere Zutaten, Zusatzstoffe und Hilfsstoffe
Es sind folgende Zutaten zulässig:
Ethanol
Xanthan
Lecithin
Alginate
Zitronensäure
Maltodextrin
Kieselsäure (Silica)

Nur bei Auslobung gemäß Pkt. 3.3 sind folgende Zutaten zulässig:
- sulfatierte Pflanzenöle, z. B. sulfatiertes Rizinusöl
- Fettalkohole; auch sulfatierte
- Wollwachs-Alkohole
- Rizinusfettsäuren
- Glyzerin (bis max. 10%)
- Titandioxid/Zinkoxid
- Zuckeralkohole (Sorbit)

8 GRUNDSÄTZLICH UNTERSAGTE ZUTATEN UND VERFAHREN
Generell untersagt
- sind Zutaten, welche mit Hilfe von gentechnischen Verfahren gewonnen oder hergestellt
wurden oder von Organismen abstammen, welche gentechnisch verändert wurden (schriftliche
Bestätigungen der Vorlieferanten)
- sind Zutaten, welche mit ionisierenden Strahlen behandelt wurden (schriftliche Bestätigungen
der Vorlieferanten)
- Generell untersagt ist es, für die Entwicklung der Demeter-Produkte (die gemäß Pkt. 3.1 – 3.3

deklariert werden sollen) Tierversuche durchzuführen oder in Auftrag zu geben. Es dürfen

keine Rohstoffe eingesetzt werden die mit Hilfe von Tierversuchen getestet wurden

(schriftliche Bestätigungen der Vorlieferanten)

- sind naturidentische Substanzen.

9 VERPACKUNG

Forschungsring für Biologisch-Dynamische Wirtschaftsweise

Die grundsätzlichen Fragen der Verpackung sind in der "Richtlinie zur Verpackung von verarbeiteten Demeter-Erzeugnissen" geregelt.

10 SORGFALTSPFLICHT

Es besteht eine erhöhte Sorgfaltspflicht der Hersteller von Demeter-Kosmetika auch in Bezug auf die Kontrolle der Zutaten auf Rückstände und Schadstoffe. Gibt der Produzent von Demeter-Kosmetika eine besondere Garantie, wie z.B. Herkunft aus biologisch-dynamischer Landwirtschaft, so muss er sich von der Richtigkeit der Aussage überzeugen (Demeter-Anerkennungsstatus des Betriebes und der Ware, Rückstandsuntersuchungen von Rohstoffen...). Diese Bemühungen sind nachvollziehbar zu dokumentieren.

11 BETRIEBLICHE REINIGUNG

Die Fragen der betrieblichen Reinigung sind in der "Richtlinie zur Reinigung und Desinfektion in Demeter-Verabeitungsbetrieben" geregelt (noch zu erstellen).

12 WEITERE BESTIMMUNGEN

Die Einführung neuer Verfahren oder Substanzen ist mit Demeter e.V. durch Antrag abzustimmen. Die

Bearbeitungszeit darf längstens 6 Monate betragen. Die Verarbeiter müssen, bei Unklarheiten oder Zweifelsfällen Rücksprache halten.
18)Demeter Richtlinie für die Anerkennung von Demeter Kosmetika

Dies als Überblick über die Kriterien der einzelnen Labels, die es in Deutschland gibt..
Die Labels garantieren jeweils ihre eigene gültige Mindestvoraussetzung für Naturkosmetik. Wie Ihnen bei der Durchsicht bestimmt aufgefallen ist, gibt es dabei auch gewaltige Unterschiede in den Bestimmungen und Zulassungsvoraussetzungen.
Mehr Informationen zu den einzelnen Labels bekommen sie bei den Verbänden selbst. Hier erhalten Sie auch Informationen über die Firmen, die den jeweiligen Zulassungsvoraussetzungen der einzelnen Labels gerecht werden.

Manche, zumeist kleinere Naturkosmetik-Hersteller halten sich aber freiwillig an sehr strenge Auflagen.
Diese verwenden zum Beispiel nur Inhaltsstoffe die dem Demeter Zeichen gerecht werden und tragen dann auch dementsprechend das Demeter Siegel.
Oder die Hersteller verwenden nur Rohstoffe aus kbA, also aus kontrolliert biologischem Anbau.
Hier haben Sie also die Garantie, dass auch die Rohstoffe nicht verunreinigt oder bereits schon vorkonserviert sind.

Übrigens möchte ich hier an dieser Stelle noch die Institutionen Stiftung Warentest und Öko-Test erwähnen.

Während Stiftung Warentest Kosmetika im Allgemeinen eher nach ihrer Funktion beurteilt, was mit gesundheitlichen Richtlinien eher wenig zu tun hat, richtet sich Öko-Test mehr nach den Inhaltsstoffen in Kosmetika und deren Auswirkungen auf den menschlichen Körper.

Bei Öko-Test spielt auch die Verpackung des Produktes eine wesentliche Rolle, da sich auch aus der Verpackung Stoffe lösen können, die weniger wünschenswert sind.

Allerdings wertet Öko-Test kosmetische Produkte in Bezug auf die eingesetzten Fette leider auch erst ab, wenn diese mehr als 10% Paraffine oder Silikone in der Fettphase beinhalten.

Günstig oder Teuer – Wo liegt der Unterschied?

Nun, wenn Sie sich nun auf den Weg machen um Naturkosmetik einzukaufen, werden Sie sich vielleicht manchmal wundern, dass es auch hier gewaltige Preisunterschiede gibt.
Sie finden z.B. Aloe-Vera Gel für 10 Euro, aber auch für 40 Euro.
Nun, meistens sind es die Unterschiede in der Gewinnung der Rohstoffe, die dann auch den Preisunterschied ausmachen.
Man kann z.B. die Blätter der Aloe Pflanze komplett mit Schale verarbeiten, und dann anschließend die Giftstoffe, die in der Schale enthalten sind wieder maschinell herausfiltern.
Das geht ziemlich einfach und schnell, allerdings gehen bei dem Filtervorgang auch andere pflanzliche Bestandteile verloren, die ja gerade die Heilkraft der Aloe ausmachen.
Andere Hersteller ernten die Aloe Blätter von Hand, schälen das wertvolle Blattgel per Hand heraus und erhalten somit alle wertvollen Bestandteile.
Das ist natürlich wesentlich zeitaufwändiger und macht dann auch das Produkt teurer.

Und so geht es auch oft mit den kostbaren Pflanzenölen, auch hier gibt es unterschiedliche Herstellverfahren, die große Auswirkungen auf die Güte der Öle haben.

Das ist so ähnlich, wie wenn man den Verzehr eines synthetisch hergestellten Vitaminpräparates mit dem Verzehr einer kompletten Pflanze vergleicht.
Wenn man die Pflanze komplett verzehrt, hat man zu dem eigentlichen Vitamin noch die vielen anderen Bestandteile der

Pflanze, wie z.B. Flavonoide, Phytohormone etc. mit enthalten. Im Vitaminpräparat hat man oft nur das isolierte Vitamin.

Meine Wahl würde insofern eher auf die Pflanze fallen, folglich würde ich auch ein pflanzliches Öl bevorzugen, das nicht gefiltert und gereinigt ist, sondern auch all die anderen wertvollen Bestandteile noch in sich trägt.

Meistens geht es dabei um Vereinfachung der Herstellung und die Optik, da sich in ungefilterten Ölen oder anderen Essenzen Absetzungen bilden können.

Diese machen aber das Produkt doch eigentlich wertvoller. Ein weiteres Beispiel ist Apfelsaft, auch hier gibt es den gefilterten, klaren oder auch den naturtrüben, mit all den Begleitstoffen.

Alles in Allem gilt es auch hier am besten beim Produktverkäufer selbst oder beim Hersteller nachzufragen, wie es um die Güte des Kosmetikproduktes bestellt ist.

Weitere Irrtümer der Kosmetikbranche

Aber dem Verbraucher wird heute die Entscheidung für ein Produkt wirklich nicht gerade leicht gemacht. Der Kosmetikmarkt ist übervoll, woran soll man sich orientieren?

Und dass Beratung nicht gleich Beratung ist, haben wir wohl alle schon am eigenen Leib erfahren. Wem soll man glauben, was soll man tun?

Zum Teil kursieren hier gar katastrophale aber weit verbreitete Pflegeempfehlungen.

Was mir sehr oft aufgefallen ist, ist dass vor allem unreine Haut überall ausgetrocknet wird. Kaum zeigt sich ein Pickelchen wird wie wild geschäumt, gepeelt und ausgedörrt.

Das ist, wie mit Kanonen auf Spatzen schießen.

Und damit gehen die Hautprobleme dann richtig los, weil am Anfang hatte man nur ein Pickelchen, durch falsche Pflege kam dann noch das Problem einer trockenen Haut, einer zerstörten Lipid-Barriere und vielleicht noch Irritationen und Rötungen und ein verfrühter Alterungsprozess hinzu.

Man muss sich vielleicht erst mal grundsätzlich vor Augen halten, dass die Haut ein Ausscheidungsorgan ist. Wenn man Stoffe in sich aufnimmt, die für den Körper vielleicht nicht verträglich sind, versucht der Körper dies auf vielen Wegen wieder zu entsorgen. Einmal über die Niere, dann über den Darm und oft eben auch über die Haut.

Auch hier hat die Medizin noch eine ganz andere Ansicht darüber, denn diese behauptet größtenteils nach wie vor, die Ernährung selbst hätte nichts mit Hautproblemen zu tun.

Darüber kann ich leider nur milde lächeln, denn wenn Hautprobleme nicht mit Ernährung zusammenhängen sollen, kann eine Durchfallerkrankung folglich auch nichts mit einer verdorbenen Mahlzeit zu tun haben...

Dennoch gibt es erfreulicherweise bereits einzelne Mediziner, die sich sehr wohl mit dem Thema Haut und Ernährung beschäftigen.
Und es gibt auch viele Ratgeber und Ernährungsleitfäden, die sich auf Probleme mit Haut durch falsche Ernährung verursacht auseinandersetzen.
Natürlich gibt es auch krankhafte Hauterscheinungen, wie z.B. die Akne, die meistens auf hormonelle Störungen zurückzuführen ist. Diese werden häufig durch innere Faktoren verursacht, wie z.B. Pubertät, Wechseljahre... aber auch durch Einnahme bzw. das Absetzen von Hormonen durch Pille, Hormonspirale, Pflaster etc., und auch aufgrund von Störungen der Verhornung.
Sehr häufig ist heutzutage eine sehr späte Form von Akne bei älteren Frauen zu beobachten, die auch sehr schwer zu behandeln ist.
Ich persönlich gehe davon aus, dass meist mehrere Faktoren hier eine Rolle spielen.
Bei den Betroffenen ist meist irgendwann das hormonelle System durch Hormonpräparate durcheinandergeraten, die Ernährung lässt zu wünschen übrig (womit ich nicht nur Fast Food meine, sondern auch insgesamt eine Ernährungsweise, die in dieser Form dem Menschen nicht immer zuträglich ist)
Und dann sind da noch die Umweltgifte, auf die mit Sicherheit ein Anteil der Hautprobleme zurückzuführen ist (siehe meine vorhergehenden Beschreibungen)
Es ist doch klar, dass der Körper irgendwann, wenn das Maß voll ist, austickt.

Ein weit verbreitetes Vorurteil mancher Verbraucher ist, dass einige glauben, dass sie Naturprodukte nicht vertragen würden, weil sie auf irgendeinen Pflanzenbestandteil im Produkt allergisch reagieren würden.

Das ist natürlich möglich. Rein theoretisch kann der Körper auf alle Substanzen allergisch reagieren, mit denen er in Kontakt kommt. Je körperfremder eine Substanz ist, desto höher ist die Wahrscheinlichkeit, dass eine allergische Reaktion zustande kommt.

Und es kann sich eine Allergie übrigens sofort (bzw. nach dem Zweitkontakt mit dem Allergen), aber auch erst nach Jahren entwickeln, auch wenn Sie ein Produkt schon lange Zeit anwenden, heißt das nicht, dass sie es immer vertragen werden, der Sensibilisierungsprozess ist dann vielleicht noch nicht komplett abgeschlossen.

In Fachbüchern der Dermatologie kann man bereits nachlesen, dass die chemischen Konservierungsstoffe und die Parfümstoffe die häufigsten Allergieauslöser in Kosmetika sind.

Meistens ist es in einem Produkt, auf das man reagiert auch einer dieser Stoffe und nicht der pflanzliche Bestandteil.

Ich habe bereits mehrmals bei Kundinnen die Erfahrung gemacht, dass diese mir erzählten, sie würden keine Naturkosmetik vertragen, weshalb sie nur Produkte aus der Apotheke verwenden würden.

Bei genauerem Nachfragen stellte sich aber heraus, das es sich bei den bisher verwendeten Produkten keinesfalls um Naturkosmetik handelte, sondern nur um herkömmliche Kosmetik, die mit natürlichem Image wirbt (Pflanze auf der Verpackung, Früchte, etc.).

Und in dieser Kosmetik sind nun mal eindeutig chemische Konservierungsstoffe und Parfüm enthalten.

Es ärgert mich, wenn Firmen nicht nur ihr Image aus der Natur beziehen, was sie aber bei der Wahl ihrer Inhaltsstoffe nicht halten sondern auch dann noch gleichzeitig die Naturkosmetik schänden, indem hier ein Image der Unverträglichkeit der Bestandteile verbreitet wird.

Wie bereits erwähnt, ist es natürlich möglich, dass die Haut, gerade auf ätherische Öle als Inhaltsstoffe sensibel reagiert, aber die Naturkosmetikhersteller haben hierfür sehr wohl passende Lösungen parat.

Auch in diesem Bereich gibt es spezielle Produkte für besonders sensible Haut die sehr wohl bestens vertragen wird. Ich bin als Neurodermitikerin hierfür ein gutes Beispiel.

Häufig habe ich auch Kunden mit einer sehr trockenen Haut.

In der Praxis ist es mir in Beratungssituationen hier schon öfters so ergangen, dass mir die Kunden erzählten, sie würden ja ihre trockene Haut bereits mit einer Feuchtigkeitscreme pflegen, aber dennoch verbessere sich der trockene Hautzustand nicht.

Es ist absolut falsch und auch der nächste Beratungsfehler, dass eine trockene Haut nur mit einer Feuchtigkeitscreme gepflegt werden soll.

Eine trockene Haut benötigt Fett zum Aufbau des Hydro-Lipidfilms, der dann verhindern kann, dass durch die Haut Feuchtigkeit entweicht.

Ich erkläre das meinen Kunden immer so, dass sie sich mal zwei identische Trinkgläser mit der gleichen Menge Wasser gefüllt vorstellen sollen. Nur in ein Glas von beiden gebe ich obenauf noch einen Schuss Öl.

Was denken Sie, in welchem Glas weniger Feuchtigkeit verdunsten kann?

Richtig, in dem Glas, das als Oberflächenversiegelung die Ölschicht enthält, kann weniger Feuchtigkeit entweichen.

Auf dieselbe Art und Weise funktioniert unser Hydro-Lipidfilm.

Feuchtigkeitscremes sind deshalb geeignet für jugendliche Haut und fettige Haut, da bei der jugendlichen Haut die Talgproduktion der Haut noch gut funktioniert und bei der fettigen Haut ohnehin schon reichlich im Gange ist.

Eine trockene Haut jedoch braucht eine an Fett reichhaltige Pflege zur Vermeidung des transepidermalen Wasserverlustes.

Hautpflege – gesund und verträglich

Um Ihnen ihre Auswahl für eine gute Hautpflege zukünftig etwas zu erleichtern, habe ich nachfolgend für die verschiedenen Hauttypen jeweils kleine Ratgeber zusammengestellt, wie die tägliche Pflege denn so aussehen könnte.

Diese beziehen sich darauf, wie die Haut meistens zu beschreiben ist, d.h. der aktuelle Hautzustand kann sich natürlich sehr schnell ändern (Faktoren wie Stress, Menstruation oder Unverträglichkeiten beim Verzehr von Lebensmitteln verändern den aktuellen Hautzustand oft vorübergehend). Alle empfohlenen Produkte rate ich Ihnen vor allem aus dem naturkosmetischen Bereich, oder aus ähnlichen Kosmetikkonzepten (hier gibt es einige Firmen, die sich auf Pflege, z.B. im medizinischen Bereich auf hautverträgliche Pflege mit Spezialwirkstoffen bei Hautproblemen spezialisiert haben) auszuwählen, wobei sie hier aus dem Sortiment der verschiedenen Serien oder von verschiedenen Herstellern kombinieren können, entgegen weitläufiger verbreiteter Meinung ist das bei Naturkosmetika überhaupt kein Problem.
(Das ist meistens nur die Verkaufsstrategie mancher Hersteller, die möglichst ihre komplette Serie an den Mann bzw. an die Frau bringen wollen)

Was sie eventuell bei einer Umstellung ihrer Pflege, besonders von einem herkömmlichen Präparat, das auf Paraffin und Silikonölen basierte, beachten sollten, ist dass die Haut in der Umstellungsphase extrem trocken erscheint. Dies gilt vor allem für von Natur aus eher trockene Haut. Hier

167

empfehle ich vorerst etwas reichhaltigere Cremes zu verwenden, da sie helfen, die Lipidbarriere der Haut wieder aufzubauen und das Trockenheitsgefühl sehr gut lindern.
Wenn die Lipidbarriere dann wieder intakt ist, kann man dann auf alle beliebigen Produktfirmen umsteigen. Hier gilt es einfach, ein paar Produkte auszutesten.
Wenn die Haut von Natur aus eher fettig und glänzend ist, werden sie es zunächst begrüßen, wenn die Haut nicht mehr durch das in herkömmlichen Kosmetika enthaltene Silikonöl oder Paraffin so speckig erscheint, hier können Sie einfach die für Ihren Hauttyp gerechte und empfohlene Pflege verwenden.
Es gibt in diesem Bereich hier große aber auch noch viele kleine und feine Naturkosmetikfirmen, die qualitativ sehr hochwertige Produkte herstellen. Und zum Glück werden es davon immer mehr.

Wenn Sie nicht wissen, wo sie diese Pflegeprodukte beziehen können, können Sie im Naturwarenfachhandel fündig werden.
Dort finden Sie eine riesige Auswahl von Produkten, für jeden Hauttyp passend und auch Beratung zu ihren Fragen.

So, nun müssen Sie nur noch nach Ihrem persönlichen Hauttyp die entsprechende Pflegeanleitung auswählen.
Sie werden dabei feststellen, dass sich die Pflege der unterschiedlichen Hauttypen im Grundsatz nicht wesentlich unterscheidet, sondern manchmal nur durch voneinander abweichende Wirkstoffkombinationen zu trennen ist.
Nun wünsche ich Ihnen viel Erfolg bei der Pflege und der Gesundung Ihrer Haut!

Die Pflege der jungen und normalen Haut

Bevor wir uns Gedanken über die Pflege der jungen oder normalen Haut machen, definieren wir doch erst einmal: „Was ist eine junge und normale Haut und wie sieht diese aus?"
Die normale Haut erkennt man daran, dass weder Beschwerden wie z.b. Schuppung, Rötung, Unreinheiten, Pigmentstörungen, Trockenheit sowie Allergien vorliegen.

Eine normale oder junge Haut finden wir heutzutage eher selten. Meist treffen wir sie noch bei Kindern an, bei denen die Ausscheidungsfunktion über die Haut noch sekundäres Thema ist.

Die Reinigung:

Für die Reinigung der Gesichtshaut, von Hals und Decolleté empfehle ich die Verwendung einer milden Reinigungsmilch aus einer Naturkosmetikserie, die für junge oder normale Haut geeignet ist.
Auf keinen Fall sollte Kinderhaut schon mit all den vorher beschriebenen Substanzen, wie z.B. chemischen Konservierungsstoffen, Parfumstoffen, etc. (so wie sie in den meisten herkömmlichen Kosmetika enthalten sind), belastet werden.
Die Verwendung von Waschgelen ist meiner Ansicht nach nicht das ganze Jahr sinnvoll. Ich würde ein mildes Reinigungsgel auf naturkosmetischer Basis nur bei starker Verschmutzung der Gesichtshaut oder im Sommer bei starkem Schwitzen einsetzen, um die Haut nicht zu stark auszutrocknen (Beim Reinigungsvorgang wird jedesmal der Hydrolipidfilm der Haut angegriffen, der dann einige Zeit

braucht, bis er wieder im Ursprungszustand ist. Bei starker und ständiger Störung des Hydrolipidfilmes ist die Haut Angriffsfläche für Bakterien und andere Mikroorganismen. Außerdem kann die Haut dann austrocknen.)

Bei geringer Verschmutzung genügt zur Reinigung klares, lauwarmes Wasser mit einem Schuss Reinigungsmilch.

Wenn Sie hie und da ein Pickelchen vorfinden, benutzen Sie ein Gesichtstonikum oder ein Gesichtswasser, aber möglichst ohne oder mit wenig Alkohol, da auch dieser die Haut zu stark austrocknen kann. Denken Sie auch daran, dass es nicht immer nötig ist, das komplette Gesicht mit alkoholischem Gesichtswasser zu reinigen, sondern nur betroffene unreine Stellen. Ganzflächig über das Gesicht sollte man nur mit Gesichtswasser tupfen, das ohne Zusatz von Alkohol ist.

Achten Sie darauf, dass Trinkalkohol oder Ethanol in den Produkten verwendet wird, und kein denaturierter oder vergällter Alkohol (Trinkalkohol mit z.B. DEP vergällt)

Zur Abreinigung von Augen-Make Up empfehle ich einen naturkosmetischen Augenmakeup-Entferner.

Peeling:

Wenn Sie das Bedürfnis haben zu Peelen, dann gibt es hier naturkosmetische Peelings auf Enzymbasis oder als mechanisches Peeling mit kleinen Schleifkörperchen oder Zellulosekügelchen.

Dies können Sie bei Bedarf ein bis zweimal pro Woche anwenden.

Achtung:

Je trockener und empfindlicher die Haut ist, desto weniger Peeling ist notwendig!

Auf keinen Fall peelen bei starken Entzündlichkeiten und offenen Stellen.

Pflege:

Zur Pflege einer normalen oder jugendlichen Haut empfehle ich im Sommer die Verwendung einer Gesichtsmilch, im Winter die Verwendung einer reichhaltigeren Gesichtscreme, da die Haut im Winter stärker Faktoren wie Austrocknung, Kälte, etc. geschützt werden muss.

Heute unterscheidet man Produkte immer seltener nach Tages- und Nachtcreme, sondern kombiniert Produkte eher beliebig nach ihrer Reichhaltigkeit. Die meisten Frauen in Deutschland sind es noch gewohnt, tagsüber die Tagescreme zu verwenden und nachts die Nachtcreme, die etwas reichhaltiger konzipiert ist. Sinn macht das meiner Ansicht nach nicht. Die Haut braucht eher tagsüber Schutz, deshalb sollte die Tagescreme eher etwas reichhaltiger sein und die Nachtcreme nicht so reichhaltig, da in der Nacht der Hautstoffwechsel auf Hochtouren läuft und die Ausscheidungsvorgänge der Haut im Vordergrund stehen.

Außerdem sind wir in der Nacht nicht Faktoren wie Kälte, Wind etc. ausgesetzt, vor denen wir unsere Haut besonders schützen müssten.

Prinzipiell kann aber die gleiche Creme sowohl tagsüber als auch nachts verwendet werden.

Stellen Sie sich ihre Pflegecremes doch einfach so zusammen, wie Sie es persönlich für richtig halten, oder mischen Sie sich bei Bedarf zum Beispiel eine leichte Gesichtsmilch mit einer reichhaltigeren Creme.

Falls ihre Haut manchmal zur Trockenheit neigt, tragen Sie unter Ihre Tages- und Nachtpflege einen Feuchtigkeitsspender auf.

Dies kann bei einer trockeneren oder auch zu Entzündlichkeiten neigenden Haut ein Aloe Vera Gel oder Aloe Vera Spray sein.

Es könnte bei einer ausschließlich trockenen Haut ein Hyaluronsäurepräparat sein.

Bei einer Haut, die manchmal ein paar Unreinheiten aufweist, könnte es auch Manukagel sein.

Besonders wichtig sind die Feuchtigkeitsspender im Winter, wenn die Haut vermehrt unter dem Einfluss von Heizung und geringer Luftfeuchtigkeit leidet.

(Aloe Vera Gel ist übrigens auch zur Behandlung von Verbrennungen, Sonnenbrand und Akne geeignet, Manuka Gel hilft auch bei Akne, Insektenstichen und Entzündungsprozessen)

Es ist ebenso möglich, statt der Nachtpflege ein Öl zu verwenden, z.B. Nachtkerzenöl bei einer Neigung zu Unreinheiten oder Trockenheit, Mandelöl zur Pflege, Avocadoöl zur Regeneration, etc…

Dies sollte aber im Idealfall immer mit einem Feuchtigkeitsspender kombiniert werden, wie z.B. vorher genannte Gele, da die reine Anwendung von Öl die Haut auch trockener machen kann.

Am besten etwas Feuchtigkeitsspender mit etwas Öl in den Händen vermischen und dann auf das Gesicht, Hals und Decolleté auftragen.

Als ergänzende Pflege empfehle ich hie und da, d.h. einmal oder zweimal pro Woche eine Packung aufzutragen, die der

Erfrischung der Haut und der persönlichen Entspannung dienen soll.

Oder man verwöhnt die Haut hie und da mit einer Samenölkapsel.

Für den Augenbereich empfiehlt sich die Verwendung einer Augenpflege, die Reichhaltigkeit sollte nach den persönlichen Bedürfnissen erfolgen, vielleicht eher eine gelartige Konsistenz im Sommer, eine Creme im Winter.

Als Lippenpflege kann man Cremes oder Balsame verwenden, die die Austrocknung der Lippen verhindern.

Mit der Körperhaut der normalen und jugendlichen Haut verfahren wir auf ähnliche Weise.

Vermeiden Sie zu häufiges Baden oder Duschen. Die Haut wird dadurch auf Dauer zu stark ausgetrocknet, zu heißes und häufiges Baden ist schädlich für das Bindegewebe.

Beim Baden können Sie unter unterschiedlichen Badezusätzen wählen:

Ein Badesalz (Meersalz) oder basisches Bad z.B. mit Edelsteinen dient der Entschlackung und Mineralisierung, kann aber bei offenen Stellen auf der Haut auch brennen.

Pflegender sind naturkosmetische Cremebäder oder andere naturkosmetische Badezusätze oder Milchbäder.

Bei einer sehr trockenen Haut sind auch Ölbäder wunderbar geeignet, da sich der rückfettende Effekt sofort bemerkbar macht.

Beim Duschen können sie ebenso wählen zwischen naturkosmetischen Duschgelen, oder Duschcremes bei einer Tendenz zur Trockenheit.

Danach, also nach dem Duschen oder Baden cremen Sie sich im Sommer mit einer leichten Emulsion, im Winter mit einer reichhaltigeren Pflegecreme ein. Wenn sie gerne ein Körperöl verwenden, dann bitte nicht komplett trockenrubbeln, sondern nach dem Baden oder Duschen den Körper nur kurz abtupfen, und dann das Öl einmassieren.

Auch ein Körperpeeling dürfen Sie hie und da durchführen, d.h. ca. einmal pro Woche bei einer gesunden Haut.

Besonders gut tut ein Körperpeeling nach dem Urlaub an der Sonne, da die Haut durch die Sonne verdickt ist und durch ein Peeling wieder frischer erscheint.

Es gibt z.B. Meersalzpeelings, Basische Peelings aber auch mechanische Peelings mit Zellulosekügelchen, etc., wählen Sie einfach das aus, was Ihnen guttut.

Die Pflege der trockenen Haut

Bevor wir uns Gedanken über die Pflege der trockenen Haut machen, definieren wir doch erst einmal: „Was ist eine trockene Haut, wie fühlt sie sich an, wie sieht diese aus und was sind die Ursachen hierfür?"
Grundsätzlich kann eine trockene Haut schon anlagebedingt vorhanden sein. Eine trockene Haut erkennt man daran, dass sie feinporig ist, matt erscheint und zu früher Faltenbildung neigt. Selten neigt sie zu Unreinheiten. Sie reagiert oft empfindlich auf verschiedene Einflüsse, deshalb ist es möglich, dass sie Rötungen und Irritationen zeigt. Auch die sogenannte „reife Haut" tendiert zu Trockenheit, da im Laufe der Jahre die Talgproduktion der Haut eher rückläufig ist.
Eine trockene Haut kann aber auch erworben werden, und zwar meistens durch falsches Reinigungsverhalten. Ständiges Waschen, Duschen und Baden mit aggressiven Waschgelen, Duschgelen oder anderen austrocknenden Mitteln wie die bekannten Pickelkiller und Präparaten, die viel Alkohol enthalten kann die Haut nachhaltig austrocknen.
Der Grund hierfür ist, dass durch die viel zu scharfen Reinigungsvorgänge ständig der Hydrolipidfilm der Haut zerstört werden muss. Die Haut ist immer länger damit beschäftigt, diesen wieder aufzubauen, was sie mit der Zeit aber nicht mehr bewältigen kann. So kommt es dann dazu, dass sogar eine Aknehaut mit Dauer und Häufigkeit der Wasch- und Austrocknungsvorgänge immer trockener wird.
Mit trocken meine ich hier den Mangel an Feuchtigkeit, nicht an Fett.
Eine andere Ursache trockener Haut kann auch eine längere Phase der Pflege mit paraffin-, silikonhaltigen Cremes sein.

Diese Fette verdrängen die hauteigene Lipidbarriere und trocknen somit die Haut nachhaltig aus.

Bei Absetzen des Produkts kommt es zu „Entzugserscheinungen", da die Haut ihre eigene Barriereschicht erst wieder aufbauen muss, die Haut verliert Feuchtigkeit.

Das macht die Umstellung von Paraffin-/Silikoncremes auch so schwer durchhaltbar. Aber die Umstellung lohnt sich. Nehmen Sie anfänglich am besten reichhaltigere Naturkosmetik Cremes, da die Naturöle, auf denen die Naturkosmetikhersteller ihre Cremes aufbauen, in die Haut einziehen können, was das Gefühl noch schürt, dass das Hautgefühl nach der Umstellung zu trocken ist.

Mit der Zeit lässt das Trockenheitsgefühl wieder nach.

Die Reinigung:

Für die Reinigung der Gesichtshaut, von Hals und Decolleté empfehle ich die Verwendung einer milden Reinigungsmilch aus einer Naturkosmetikserie, die für trockene Haut geeignet ist. Waschgele sind hier bis auf seltenste Ausnahmezustände, die mit starker Verschmutzung der Haut einhergehen tabu, wie bereits vorher erklärt. Auch dieser Hauttyp sollte aufgrund der Empfindlichkeit nicht mit all den vorher beschriebenen Substanzen, wie z.B. chemischen Konservierungsstoffen, Parfumstoffen, etc. (so wie sie in den meisten herkömmlichen Kosmetika enthalten sind), belastet werden, da diese die trockene Haut zu sehr reizen könnten.

Wenn Sie hie und da ein Pickelchen vorfinden, benutzen Sie ein Gesichtstonikum oder ein Gesichtswasser, aber möglichst ohne oder mit wenig Alkohol, da auch dieser die Haut zu stark austrocknen kann. Bitte alkoholhaltige Gesichtswässer nicht im kompletten Gesicht verwenden, sondern nur punktuell auf der betroffenen Stelle.

Achten Sie darauf, dass Trinkalkohol oder Ethanol in den Produkten verwendet wird, und kein denaturierter oder vergällter Alkohol (Trinkalkohol mit z.b. DEP vergällt)
Zur Abreinigung von Augen-Make Up empfehle ich einen naturkosmetischen Augenmakeup-Entferner

Peeling:

Wenn Sie das Bedürfnis haben zu Peelen, dann können Sie naturkosmetische Peelings auf Enzymbasis oder als mechanisches Peeling mit kleinen Schleifkörperchen oder Zellulosekügelchen durchführen.
Dies können Sie bei Bedarf maximal einmal pro Woche anwenden, besser ist alle zwei Wochen.
Achtung:
Je trockener und empfindlicher die Haut ist, desto weniger Peeling ist notwendig!
Auf keinen Fall peelen bei Entzündlichkeiten und offenen Stellen.

Pflege:

Zur Pflege einer trockenen Haut empfehle ich im Sommer die Verwendung einer Gesichtsmilch oder Creme, im Winter die Verwendung einer reichhaltigeren Gesichtscreme, da die Haut im Winter noch stärker vor Faktoren wie Austrocknung, Kälte, etc. geschützt werden muss.

Wie bereits schon bei vorigem Hauttyp erklärt, unterscheidet man heute Produkte immer seltener nach Tages- und Nachtcreme, sondern kombiniert Produkte eher beliebig nach ihrer Reichhaltigkeit. Die meisten Frauen in Deutschland sind es noch gewohnt, tagsüber die Tagescreme zu verwenden und nachts die Nachtcreme, die etwas reichhaltiger konzipiert ist. Sinn macht das meiner Ansicht nach keinen. Die Haut braucht eher tagsüber Schutz, deshalb sollte die Tagescreme eher etwas reichhaltiger sein und die Nachtcreme nicht so reichhaltig, da in der Nacht der Hautstoffwechsel auf Hochtouren läuft und die Ausscheidungsvorgänge der Haut im Vordergrund stehen.

Außerdem sind wir in der Nacht nicht Faktoren wie Kälte, Wind etc. ausgesetzt, vor denen wir unsere Haut besonders schützen müssten.

Prinzipiell kann aber auch die gleiche Creme sowohl tagsüber als auch nachts verwendet werden.

Stellen Sie sich ihre Pflegecremes doch einfach so zusammen, wie Sie es persönlich für richtig halten, oder mischen Sie sich bei Bedarf zum Beispiel eine leichte Gesichtsmilch mit einer reichhaltigeren Creme.

Für die reifere trockene Haut können „Anti-Aging"-Zusätze in den Pflegeprodukten attraktiv sein. Wobei diese Extras bei empfindlicher, trockener Haut auch wieder zu Irritationen führen kann. Eine empfindliche, trockene Haut sollte deshalb auf allzu viele Wirkstoffe verzichten.

Hier ist es besonders wichtig, unbedingt unter Ihre Tages- und Nachtpflege einen Feuchtigkeitsspender aufzutragen, der den transepidermalen Wasserverlust der Haut wieder ausgleichen soll.

Dies kann bei einer auch zu Entzündlichkeiten neigenden Haut ein Aloe Vera Gel oder Aloe Vera Spray sein.
Es könnte bei einer ausschließlich trockenen Haut ein Hyaluronsäurepräparat sein.
Bei einer Haut, die manchmal ein paar Unreinheiten aufweist, könnte es auch Manukagel sein.
Besonders wichtig sind die Feuchtigkeitsspender im Winter, wenn die Haut durch Heizungsluft bedingt noch vermehrt unter Trockenheit leidet.

Es ist ebenso möglich, statt der Nachtpflege ein Öl zu verwenden, z.B. Nachtkerzenöl bei einer Neigung zu Unreinheiten oder Trockenheit, Mandelöl zur Pflege, Avocadoöl zur Regeneration, etc...
Dies sollte aber hier immer mit einem Feuchtigkeitsspender kombiniert werden, wie z.B. mit vorher genannten Gelen.
Am besten etwas Feuchtigkeitsspender mit etwas Öl in den Händen vermischen und dann auf das Gesicht, Hals und Decolleté auftragen.

Als ergänzende Pflege empfehle ich hie und da, d.h. einmal oder zweimal pro Woche eine Packung aufzutragen, die der Befeuchtung und Pflege der Haut und der persönlichen Entspannung dienen soll.
Oder man verwöhnt die Haut hie und da mit einer Samenölkapsel.
Für den Augenbereich wählt man eine Augenpflege, die Reichhaltigkeit nach den persönlichen Bedürfnissen zufolge.
Lippenpflege ist hier besonders wichtig, entweder als Creme oder Balsam, nach Belieben.

Mit der Körperhaut der trockenen Haut verfahren wir auf ähnliche Weise.

Vermeiden Sie gerade hier zu häufiges Baden oder Duschen. Die Haut wird dadurch auf Dauer zu stark ausgetrocknet, zu heißes Baden ist schädlich für das Bindegewebe. Cremen Sie sich immer nach dem Baden oder Duschen ein.

Beim Baden können Sie unter unterschiedlichen Badezusätzen wählen:

Ein Badesalz (Meersalz) oder basisches Bad z.B. mit Edelsteinen dient der Entschlackung und Mineralisierung, kann aber bei offenen Stellen auf der Haut auch brennen und ist auch nicht rückfettend.

Hier pflegender sind naturkosmetische Cremebäder oder andere naturkosmetische Badezusätze oder Milchbäder.

Sehr gut sind bei einer sehr trockenen Haut auch Ölbäder geeignet, da sich der rückfettende Effekt sofort bemerkbar macht.

Beim Duschen können sie ebenso wählen zwischen naturkosmetischen Duschgelen im Sommer, oder besser Duschcremes im Sommer und Winter.

Danach, also nach dem Duschen oder Baden cremen Sie sich im Sommer mit einer leichteren Emulsion, im Winter mit einer reichhaltigeren Pflegecreme ein. Wenn sie gerne ein Körperöl verwenden, dann bitte nicht komplett trockenrubbeln, sondern besonders hier ist es wichtig, sich nach dem Baden oder Duschen den Körper nur kurz abzutupfen, und dann das Öl einzumassieren.

Auch ein Körperpeeling können Sie hie und da durchführen, d.h. ca. einmal in zwei Wochen. Wenn die Haut zusätzlich sehr irritiert ist, dann hier bitte nicht peelen.

Besonders gut tut ein Körperpeeling nach dem Urlaub an der Sonne, da die Haut durch die Sonne verdickt ist und durch ein Peeling wieder frischer erscheint.

Es gibt z.B. Meersalzpeelings, Basische Peelings aber auch mechanische Peelings mit Zellulosekügelchen, etc., wählen sie einfach das Produkt, mit dem sie sich am wohlsten fühlen.

Siehe bitte noch hierzu „Pflege der sensiblen Haut"

Die Pflege der sensiblen Haut

Bevor wir uns Gedanken über die Pflege der sensiblen Haut machen, definieren wir doch erst einmal: „Was ist eine sensible Haut, wie fühlt sie sich an, wie sieht diese aus und was sind die Ursachen hierfür?"

Grundsätzlich kann eine sensible Haut schon anlagebedingt vorhanden sein. Viele Kinder leiden heute bereits nach ihrer Geburt an Neurodermitis oder Allergien. Aber nicht nur Kinder sondern auch Erwachsene haben immer mehr mit Allergien und Hautproblemen zu kämpfen, was meiner Ansicht nach eine Folge unserer tagtäglichen Belastung mit synthetischen Stoffen, Umweltgiften etc. entspricht. Inhaltstoffe in Kosmetika, die nicht hineingehören, übertriebene Hygiene, falsches Pflegeverhalten, sowie zu häufiges Baden und Duschen mit aggressiven Waschgelen und Duschgelen können hier die Ursache sein.

Auch die psychologische Variante kann hier zum Tragen kommen, denn die Haut ist auch ein „Abgrenzungsorgan". Wenn wir unsere Haut als Grenze zwischen dem ich und dem du betrachten, kann es durchaus sein, dass hier unsere Abgrenzung nach außen nicht richtig funktioniert.

Wenn es in unserem näheren Umfeld Personen gibt, die uns regelmäßig „zu nahe treten" oder unsere Grenzen überschreiten spiegelt sich dies oft auch in einer nicht intakten Hautbarriere wider.

Stärken wir unsere Abgrenzung nach außen im psychologischen Sinn, also lassen wir eine Überschreitung unserer Grenzen nicht mehr zu, so stärkt sich auch gleichzeitig die Hautbarriere, und umgekehrt verhält es sich genauso. Stärken wir unsere Hautbarriere so sind wir weniger angreifbar von außen.

Eine sensible Haut erkennt man daran, dass sie oft irritiert ist, sie neigt zu Rötungen und Trockenheit. Sie reagiert oft empfindlich auf verschiedene Einflüsse. Sie verträgt weder viele Wirkstoffe als Inhaltsstoffe von Kosmetika noch verträgt sie Konservierungsstoffe und Duftstoffe, wie sie in herkömmlichen Kosmetika enthalten sind.

Achten Sie auch auf den Verzehr ihrer Lebensmittel, meiden Sie Zitrusfrüchte! Beobachten Sie, wie ihre Haut reagiert, wenn Sie verschiedene Lebensmittel zu sich nehmen.

Achten Sie auch auf Waschmittel, Spülmittel etc.

Waschen Sie unbedingt neue Kleidung vor dem Tragen.

Eine empfindliche Haut kann aber auch erworben werden, und zwar durch falsches Reinigungsverhalten. Ständiges Waschen, Duschen und Baden mit aggressiven Waschgelen, Duschgelen oder anderen austrocknenden Mitteln wie die bekannten Pickelkiller und Präparaten, die viel austrocknenden Alkohol enthalten kann die Hautbarriere zerstören.

Der Grund hierfür ist, dass durch die viel zu scharfen Reinigungsvorgänge ständig der Hydrolipidfilm der Haut zerstört werden muss.

Der Hydrolipidfilm dient der Haut als Schutz vor transepidermalem Wasserverlust, also vor Austrocknung.

Je intensiver die Waschvorgänge, desto länger ist die Haut damit beschäftigt, diesen wieder aufzubauen, was sie mit der Zeit aber nicht mehr bewältigen kann. So kommt es dann, dass sogar eine Aknehaut mit Dauer und Häufigkeit der Wasch- und Austrocknungsvorgänge immer trockener und sensibler wird. Mit trocken meine ich hier den Mangel an Feuchtigkeit, nicht an Fett.

Viele Personen mit einer sensiblen Haut greifen nach einer langen Zeit der Experimentierung mit herkömmlichen

Kosmetika zu Kosmetika aus der Apotheke, da sie meinen, es würde keine andere Pflege geben, die für Ihre sensible Haut geeignet ist.

Dies ist ein Irrglaube, denn häufig ist die sensible Haut gerade erst durch den Kontakt mit herkömmlichen Kosmetika und deren Inhaltsstoffe wie chemische Konservierungs- und Parfumstoffe entstanden.

Eine Allergie entsteht umso leichter, je körperfremder der Stoff ist, der aufgetragen wird. Meist ist es nicht der pflanzliche Bestandteil einer Creme worauf man reagiert, sondern chemische Konservierung und Beduftung. Es gilt deshalb, bewusst auf alle allzu stark körperfremden Inhaltsstoffe zu verzichten und möglichst allergenfreie Produkte zu verwenden. Dieses Metier beherrscht die Naturkosmetik auch ohne Paraffine und Silikon. In deren Produkten für sensible Haut wird bewusst auf Inhaltsstoffe verzichtet, die irritierend wirken könnten, wie ätherische Öle oder Pflanzenauszüge von stark allergieauslösenden Pflanzen. Dies ist auf alle Fälle die bessere Alternative als die Verwendung von „verträglichen" Cremes aus der Apotheke, die Silikonöle oder Paraffinöle als Basis haben. Denn hier begibt man sich in einen Teufelskreis, da selbige Öle wiederum die hauteigene Lipidbarriere verdrängen, die ja wiederum zum Schutz der Haut dienen soll.

Ein Abhängigkeitsverhältnis sollte hier tunlichst vermieden werden sondern eher eine hauteigene Stabilität wieder erreicht werden. Dies ist meiner Ansicht nach nur mit natürlichen Fetten und Ölen möglich, da diese Bestandteil unseres Hydrolipidfilms sind. Ich habe zumindest noch nie gehört, dass Silikon oder Paraffin Bestandteile der Lipidbarriere der menschlichen Haut wären.

Also ist die Pflege mit Silikon oder Paraffin geradezu als Bekämpfung von Symptomen und nicht von Ursachen anzusehen, was aber natürlich für die Kosmetikhersteller wesentlich attraktiver ist, da das eigentliche Hautproblem so nie ausgeheilt wird und eine Abhängigkeit von der „Paraffincreme" entsteht.

Diese Tatsache macht die Umstellung von Paraffin-/Silikoncremes auf natürliche Produkte auch so schwer durchhaltbar. Aber die Umstellung lohnt sich. Nehmen Sie anfänglich am besten reichhaltigere Naturkosmetik Cremes, da die Naturöle, auf denen die Naturkosmetikhersteller ihre Cremes aufbauen, in die Haut einziehen können, was das Gefühl erst einmal schürt, dass das Hautgefühl nach der Umstellung zu trocken ist.

Mit der Zeit lässt das Trockenheitsgefühl wieder nach.

Die Reinigung:

Für die Reinigung der Gesichtshaut, von Hals und Decolleté empfehle ich die Verwendung einer milden Reinigungsmilch aus einer Naturkosmetikserie, die für trockene und empfindliche Haut geeignet ist. Waschgele sind hier bis auf Ausnahmezustände, die mit starker Verschmutzung der Haut einhergehen tabu, wie bereits vorher erklärt. Auch dieser Hauttyp sollte aufgrund der Empfindlichkeit nicht mit all den vorher beschriebenen Substanzen, wie z.B. chemischen Konservierungsstoffen, Parfumstoffen, etc. (so wie sie in den meisten herkömmlichen Kosmetika enthalten sind), belastet werden, da diese die trockene, empfindliche Haut zu sehr reizen könnten.

Wenn Sie hie und da ein Pickelchen vorfinden, benutzen Sie nur lokal aufgetragen ein Gesichtstonikum oder ein

Gesichtswasser, aber möglichst ohne oder mit wenig Alkohol, da auch dieser die Haut zu stark austrocknen kann. Auch hier gilt es, nie das komplette Gesicht mit alkoholhaltigen Gesichtswässern abzureinigen. Achten Sie darauf, dass wenn Alkohol in den Produkten enthalten ist, es sich dann um Trinkalkohol oder Ethanol in den Produkten handelt, und kein denaturierter oder vergällter Alkohol (Trinkalkohol mit z.B. DEP vergällt)

Zur Abreinigung von Augen-Make Up empfehle ich einen naturkosmetischen Augenmakeup-Entferner

Peeling:

Bei einer empfindlichen Haut wäre ich sehr vorsichtig mit Peelings.
Wenn Sie das Bedürfnis haben zu Peelen, dann gibt es hier naturkosmetische Peelings auf Enzymbasis oder als mechanisches Peeling mit kleinen Schleifkörperchen oder Zellulosekügelchen.
Dies können Sie bei Bedarf maximal einmal in zwei Wochen anwenden.
Achtung:
Je trockener und empfindlicher die Haut ist, desto weniger Peeling ist notwendig!
Auf keinen Fall peelen bei Entzündlichkeiten und offenen Stellen.

Pflege:

Zur Pflege einer empfindlichen Haut empfehle ich im Sommer die Verwendung einer Gesichtsmilch oder Creme, im Winter die Verwendung einer reichhaltigeren Gesichtscreme, da die

Haut im Winter noch stärker vor Faktoren wie Austrocknung, Kälte, etc. geschützt werden muss.

Heute unterscheidet man Produkte immer seltener nach Tages- und Nachtcreme, sondern kombiniert Produkte eher beliebig nach ihrer Reichhaltigkeit. Wie bereits bei den letzten beiden Hauttypen erwähnt sind es die meisten Frauen in Deutschland noch gewohnt, tagsüber die Tagescreme zu verwenden und nachts die Nachtcreme, die etwas reichhaltiger konzipiert ist. Sinn macht das meiner Ansicht nach keinen. Die Haut braucht eher tagsüber Schutz, deshalb sollte die Tagescreme eher etwas reichhaltiger sein und die Nachtcreme nicht so reichhaltig, da in der Nacht der Hautstoffwechsel auf Hochtouren läuft und die Ausscheidungsvorgänge der Haut im Vordergrund stehen.
Außerdem sind wir in der Nacht nicht Faktoren wie Kälte, Wind etc. ausgesetzt, vor denen wir unsere Haut besonders schützen müssten.
Prinzipiell kann aber die gleiche Creme sowohl tagsüber als auch nachts verwendet werden.
Stellen Sie sich ihre Pflegecremes doch einfach so zusammen, wie Sie es persönlich für richtig halten, oder mischen Sie sich bei Bedarf zum Beispiel eine leichte Gesichtsmilch mit einer reichhaltigeren Creme.
Für die empfindliche Haut gilt: „Vorsicht bei der Verwendung von „Anti-Aging"-Zusätzen in den Pflegeprodukten, da sich hier potentielle Allergieauslöser befinden können". Eine empfindliche, trockene Haut sollte deshalb auf allzu viele Wirkstoffe verzichten.

Hier empfehle ich ebenso unter Ihre Tages- und Nachtpflege einen Feuchtigkeitsspender aufzutragen.

187

Dies kann bei einer auch zu Entzündlichkeiten neigenden Haut ein Aloe Vera Gel oder Aloe Vera Spray sein.

Bei einer Haut, die manchmal ein paar Unreinheiten aufweist, könnte es auch Manukagel sein.

Besonders wichtig sind die Feuchtigkeitsspender im Winter, wenn die Haut vermehrt unter Trockenheit leidet, ist diese dann auch wesentlich empfindlicher.

(Aloe Vera Gel ist übrigens auch zur Behandlung von Verbrennungen, Sonnenbrand und Akne geeignet, Manuka Gel hilft auch bei Akne, Insektenstichen und Entzündungsprozessen)

Es ist ebenso möglich, statt der Nachtpflege ein Öl zu verwenden, z.B. Nachtkerzenöl eignet sich sehr gut bei der empfindlichen Haut, Neurodermitis, Psoriasis und bei einer Neigung zu Unreinheiten, Mandelöl zur Pflege, Avocadoöl zur Regeneration, etc…

Dies sollte aber auch immer mit einem Feuchtigkeitsspender kombiniert werden, wie z.B. mit vorher genannten Gelen.

Am besten etwas Feuchtigkeitsspender mit etwas Öl in den Händen vermischen und dann auf das Gesicht, Hals und Decolleté auftragen.

Als ergänzende Pflege empfehle ich hie und da, d.h. einmal oder zweimal pro Woche eine Packung aufzutragen, die der Befeuchtung, Beruhigung und Pflege der Haut und der persönlichen Entspannung dienen soll.

Oder man verwöhnt die Haut hie und da mit einer Samenölkapsel.

Für den Augenbereich wählt man eine Augenpflege, die Reichhaltigkeit nach den persönlichen Bedürfnissen zufolge.

Lippenpflege ist hier auch besonders wichtig, entweder als Creme oder Balsam, je nach Vorliebe.

Mit der Körperhaut der empfindlichen Haut verfahren wir auf ähnliche Weise.

Vermeiden Sie gerade hier zu häufiges Baden oder Duschen. Die Haut wird dadurch auf Dauer zu stark ausgetrocknet und somit empfänglich für Eindringlinge von außen wie Bakterien oder Allergene, zu heißes Baden ist schädlich für das Bindegewebe. Cremen Sie sich immer nach dem Baden oder Duschen ein.

Beim Baden können Sie unter unterschiedlichen Badezusätzen wählen:

Ein Badesalz (Meersalz) oder basisches Bad z.B. mit Edelsteinen dient der Entschlackung und Mineralisierung, kann aber bei offenen Stellen auf der Haut auch brennen. Es besitzt aber keinen rückfettenden Effekt.

Hier pflegender sind Naturkosmetische Cremebäder oder andere naturkosmetische Badezusätze oder Milchbäder.

Am besten sind bei einer sehr empfindlichen oder auch trockenen Haut auch Ölbäder geeignet, da sich der rückfettende Effekt sofort bemerkbar macht.

Beim Duschen können sie ebenso wählen zwischen naturkosmetischen Duschgelen im Sommer, oder noch besser Duschcremes im Sommer und Winter.

Danach, also nach dem Duschen oder Baden cremen Sie sich im Sommer mit einer leichteren Emulsion, im Winter mit einer reichhaltigeren Pflegecreme ein. Wenn sie gerne ein Körperöl verwenden, dann bitte nicht komplett trockenrubbeln, sondern besonders hier ist es wichtig, sich nach dem Baden oder Duschen den Körper nur kurz abzutupfen, und dann das Öl einzumassieren.

Auch ein Körperpeeling können Sie hie und da durchführen, d.h. ca. maximal alle zwei Wochen. Wenn die Haut sehr irritiert ist, hier bitte nicht peelen.

Besonders gut tut ein Körperpeeling nach dem Urlaub an der Sonne, da die Haut durch die Sonne verdickt ist und durch ein Peeling wieder frischer erscheint.

Es gibt z.B. Meersalzpeelings, Basische Peelings aber auch mechanische Peelings mit Zellulosekügelchen, etc., wählen Sie einfach das für Sie passende aus.

Die Pflege der jungen, unreinen Haut

Bevor wir uns Gedanken über die Pflege der jungen, unreinen Haut machen, definieren wir doch erst einmal: „Was ist eine junge, unreine Haut, wie fühlt sie sich an, wie sieht diese aus und was sind die möglichen Ursachen hierfür?"
Grundsätzlich kann eine unreine Haut schon anlagebedingt vorhanden sein, d.h. wir bekommen diese Anlage familiär bedingt schon mit auf unseren Weg. Die junge Haut wird aber bisher ohne dass diese Probleme gezeigt hätte, im Laufe der Pubertät durch hormonelle Schwankungen aus dem Gleichgewicht gebracht. Dies zeigt sich dann häufig durch Fettglanz, und es entstehen Mitesser, Papeln und Pusteln. Dies geht häufig noch dazu einher mit einer starken Hyperkeratose (Überverhornung der Haut). Aber nicht immer muss eine unreine Haut glänzend oder fettig sein. Sie kann ebenso auch matt erscheinen und durch Talgzysten, Papeln und Pusteln gekennzeichnet sein. Meist fehlt es hier an Feuchtigkeit.

Insgesamt gesehen kann sich bei der jungen unreinen Haut eine mehr oder minder starke Akne entwickeln, wobei junge Männer hier meistens an den schwereren Akneformen leiden, als die jungen Frauen.
Achtung, bitte an alle: Finger aus dem Gesicht, nicht kratzen und nicht an unreifen Papeln herumdrücken. Die Epidermis ist dünner als ihr denkt, deshalb kann Kratzen und Herumdrücken zu Narbenbildung führen. Ihr glaubt mir das nicht?
Ich hatte mal eine nette Erfahrung mit einer Kundin. Diese kam zur Kosmetikbehandlung mit einer jugendlichen Kratzakne. Ich hatte sie bereits darauf hingewiesen, dass sie, wenn sie weiter so in ihrem Gesicht herumkratzen und

drücken würde, sie mit der Zeit ihr ganzes Gesicht voller Narben hätte.

Daraufhin erzählte mir diese, dass sie einmal einen Reitunfall hatte, bei der sie sich beide Hände gebrochen hatte, was zur Folge hatte, dass beide Hände eingegipst wurden.

Die Kundin machte sich viele Sorgen, was denn nun mit ihrer Haut passieren würde, wenn sie mit den Händen nicht mehr ins Gesicht langen könnte. Und siehe da, sie hatte in dieser Zeit, in der ihre Hände eingegipst waren, eine so schöne Haut, wie noch nie. Ihre Befürchtungen hatten sich hier nicht bestätigt.

Dies kann ich an alle anderen Menschen, mit Unreinheiten nur so weitergeben. Finger aus dem Gesicht!!!!

Besonders wichtig ist bei der unreinen Haut die Reinigung der Haut, um die Vermehrung der Bakterien auf der Haut und somit die Infektionsherde zu verringern.

Die medizinischen Möglichkeiten:
Manche Mediziner verschreiben lokal aufzutragende oder einzunehmende Antibiotika. Diese unterbrechen für kurze Zeit die Entzündungsprozesse, sind aber als Einnahme auf längere Zeit nicht zu empfehlen.

Weitere Möglichkeiten der Medizin sind die Peroxide, meist in lokal aufzutragenden Salben zu finden, die häufig zwar das Hautbild verbessern, die Haut aber auch stark austrocknen und sogar Wäsche bleichen können.

Meiner Ansicht nach ein sehr intensiver Austrocknungsvorgang, der die Haut manchmal, aber nicht immer zum Positiven beeinflusst.

Andere Mediziner arbeiten eher mit Fruchtsäuren, die, wenn fachmännisch angewandt, nicht sehr viele Nebenwirkungen zeigen. Bei schwersten Fällen von Akne verschreiben die

Dermatologen Vitamin A-Säure Präparate zum Einnehmen oder auch zum Auftragen.

Innerlich angewandt wirkt diese auf die Talgdrüsen und führt nach einigen Monaten der Einnahme zu deren Beruhigung und Verminderung der Talgproduktion. Um hierbei Rückfälle zu vermeiden, ist auf die richtige Dosierung und Einnahmezeit zu achten.

Dieses Präparat hat aber auch eine ganze Liste von Nebenwirkungen. Es kommt während der Einnahme unter anderem zu einer starken Austrocknung der Schleimhäute und bei jugendlichen Patienten durch die Schließung der Epiphysenfugen zur Beendigung des Wachstums. Ebenso wird ein Zusammenhang von Depressionen mit der Einnahme von Isotretinoin diskutiert. Deshalb sollte man dieses Präparat auch nur in schwersten Fällen von Akne einnehmen.

Ein anderes Präparat kann hier sehr hilfreich sein, nämlich Vitamin B5, da es für einige Stoffwechselvorgänge im Körper mitverantwortlich ist, so auch für den Fettstoffwechsel.

Eine längerfristige Einnahme des nebenwirkungsarmen Vitamin B5 zusammen mit der Einnahme von Zink – was auch sehr entzündungshemmend wirkt – kann sich auf alle Fälle positiv auf den Verlauf von Akne auswirken.

Achten Sie dennoch in jedem Fall besonders auf ihre Ernährung, auch wenn einige Mediziner nach wie vor behaupten, dass Ernährung bei Akne keine Rolle spielen würde, sondern eher hormonell bedingt ist. Eigentlich haben Sie damit Recht, aber auch Unrecht, denn auch unsere Ernährung wirkt eindeutig auf unser Hormonsystem!!!

Akne ist meiner Ansicht nach fast _immer_ eine Folge hormoneller Schwankungen.

Der erste Verursacher hormoneller Schwankungen ist die Pubertät, bei der durch vermehrte Aktivität der Hormondrüsen diese Schwankungen entstehen. **Folge – Akne**

Der zweite Verursacher hormoneller Schwankungen ist die Empfängnisverhütung bei Frauen. Durch Einnahme der Pille oder durch die Hormonspirale entstehen hormonelle Schwankungen. **Folge – Akne**

Der dritte Verursacher hormoneller Schwankungen ist die Ernährung. Durch zu hohen Konsum hochglycämischer Kohlenhydrate – also Zucker muss der Körper Insulin ausschütten, ein Hormon das für den Transport des Zuckers in die Körperzelle zuständig ist. Zuckerüberschuss wird in Fett umgewandelt und in die Fettzellen eingelagert. Sie sehen also, bei der Ernährung wird sehr wohl in den hormonellen Haushalt des Körpers eingegriffen! **Folge – Akne**

Der vierte Verursacher hormoneller Schwankungen können polyzystische Ovarien oder andere hormonproduzierende Tumoren im Körper sein. Auch so kann ein hormonelles Ungleichgewicht entstehen. **Folge – Akne**

Der fünfte Verursacher hormoneller Schwankungen ist Stress. Bei Stress, besonders dem negativen Stress schüttet der Körper über das Nebennierenmark Adrenalin (ebenfalls ein Hormon) aus. Das hormonelle Gleichgewicht ist auch hier gefährdet. **Folge – Akne**

Der sechste Verursacher hormoneller Schwankungen sind die Wechseljahre, denn durch die nachlassende Hormonproduktion wird wieder unser hormonelles Gleichgewicht beeinträchtigt. **Folge – Akne**

Der siebte und letzte Verursacher hormoneller Schwankungen sind die Umweltgifte. Vor allem die Inhaltsstoffe in Kosmetika, Plastikflaschen, und Lebensmitteln mit hormoneller Wirkung und nicht zu vergessen die Hormone im Trinkwasser, durch die Einnahme der Pille verursacht, etc. **Folge - Akne**

Es gibt Bevölkerungsgruppen, bei denen man keine Akne kennt. Deren Ernährung unterscheidet sich aber wesentlich von der Ernährungsweise unserer heutigen Industrieländer. Unsere Ernährung hat sich in den letzten Jahrzehnten sehr stark verändert.
Vor allem hochglycämische Kohlenhydrate, wie z.b. Zucker, Zuckeraustauschstoffe, weißes Mehl, etc. werden massenweise konsumiert. Dazu kommen noch gehärtete Fette, die in Chips, Pommes oder Margarine, Schokolade, etc. zu finden sind.
Der massenhafte Genuss der Kohlenhydrate lässt den Insulinspiegel im Blut sehr stark ansteigen, was zum einen das Ansteigen von Diabetes erklärt, aber auch zum anderen Auswirkungen auf den gesamten Hormonspiegel hat, wie bereits oben beschrieben.

Dies erklärt wiederum, warum die Einnahme der Pille (eines Hormonpräparates zur Empfängnisverhütung) als Gegenmaßnahme dann die Akne manchmal wieder zum Rückgang bringen kann, denn durch die Einnahme der Pille wird ja eine Schwangerschaft vorgetäuscht, was den Körper auf eine andere Situation einstellt, nämlich auf Speicherung, Speicherung der Stoffe für Mutter und Kind, was mit hoher

Wahrscheinlichkeit auch die Speicherung von Gift- und Schlackenstoffen mit sich bringt.

Allerdings sollte man sich hier auf alle Fälle deutlich machen, dass die Einnahme der Pille die Akne nicht beseitigt, sondern nur während der Einnahmezeit unterdrückt.

Bei Absetzen des Hormonpräparates kommt die Akne dann meist umso stärker zum Ausbruch.

Welche anderen Ursachen kommen für die Entstehung von Akne in Frage?

Die Haut ist ebenso ein Ausscheidungsorgan, insofern ist es so, je mehr Müll ich esse, desto mehr Müll scheidet der Körper aus. Dies gelingt dem Körper durch Entzündungsreaktionen, indem körpereigene Fresszellen die nicht erwünschten Stoffe sich erst einverleiben um dann später mit dem Stoff zusammen als Eiterbläschen auf der Haut ausgeschieden zu werden.

Wenn diese Ausscheidungsfunktion des Körpers und der Haut durch Hormone wie z.B. mit der Pille für längere Zeit unterdrückt werden, so ist es umso verständlicher, dass der Körper dann umso stärkere Akne ausbildet, wenn diese dann abgesetzt werden, was fast immer der Fall ist.

Stellen Sie sich mal vor, was für ein Müllberg sich ansammelt, wenn für Jahre oder Jahrzehnte nichts abtransportiert und entsorgt wird?

Und dann wundern sich die Menschen umso mehr, wenn im Körper Krankheiten wie im schlimmsten Fall Krebs entstehen.

Klar, die Mülldeponie war voll, es hätte zwischendrin mal etwas abtransportiert und auch weniger Müll zugeführt werden müssen.

Manches Mal spielen auch Erkrankungen des Magen- und Darm Trakts eine Rolle. Stärken Sie also bei Akne unbedingt ihren Verdauungstrakt.

Hier können z.B. Enzyme hilfreich sein, z.B. Bromelain oder Papain. Die Wurzel Yacon stärkt den Darm und die Darmflora.

Auch die Darmflora unterstützende Joghurts können hier helfen und stabilisieren.

Achten Sie ferner auch auf alle anderen Arten von möglichen Unverträglichkeiten, z.b. Gewürze, Obst (es könnte gespritzt, gewachst oder mit Pestiziden verunreinigt sein), geschwefeltes Trockenobst (kann ebenso Unreinheiten verursachen), Nüsse, etc.

Prüfen Sie auch ihre hormonelle Situation – gerade im Zusammenhang mit der Verhütungsmethode (Pille, Hormonspirale, Hormonpflaster...).

Die Behandlung der Akne kann sich längere Zeit hinziehen, bis sich die körperliche Situation wieder beruhigt hat. Bitte haben Sie Geduld.

Lassen Sie regelmäßig von einer guten Kosmetikerin die Haut ausreinigen.

Dies verhindert, dass immer tiefere Entzündungen entstehen und entstellende Narben zurückbleiben.

Und ändern Sie unbedingt etwas, etwas an Ihrer Ernährung, etwas an ihrer Lebensweise, etwas an Ihrer Pflege.

Die Reinigung:

Bei der eher öligen Akneform kann ein mildes, naturkosmetisches Waschgel zur Reinigung verwendet werden. Bei der trockenen Akne empfehle ich die Verwendung einer Reinigungsmilch mit beruhigenden, desinfizierenden und adstringierenden Inhaltsstoffen, wie z.B. Salbei, Manuka,

Hamamelis, Lavendel… Nicht immer sind hier milde Waschgele erlaubt, am besten nur im Sommer, z.B. bei starkem Schwitzen oder bei stark verunreinigter Haut. Wenn die Haut extrem ölig ist, kann man ein naturkosmetisches, mildes Waschgel auch den Winter hindurch verwenden.
Bei der trockenen Akneform bitte lieber vorsichtiger mit Waschgelen sein.
Im Winter nehmen Sie hier auf alle Fälle lieber eine Reinigungsmilch.
Besonders wichtig ist es vor allem bei der unreinen Haut, ein Gesichtswasser zu verwenden, hier ist etwas Alkohol als Inhaltsstoff (aber bitte Ethanol, also Trinkalkohol und nicht mit DEP denaturierter Alkohol) zur Desinfektion erlaubt und ebenfalls positiv wirken sich Inhaltsstoffe wie Hamamelis, Eichenrindenextrakt, Propolis, Salbei, Lavendel oder Manuka aus.

Zur Abreinigung von Augen-Make Up empfehle ich einen naturkosmetischen Augenmakeup-Entferner.

Peeling:

Die regelmäßige Anwendung von Peelings ist hier auf alle Fälle empfehlenswert; bei der öligen Akneform zweimal pro Woche, bei der trockenen Akneform ca. einmal pro Woche. Ist die Haut sehr entzündlich, empfiehlt sich eher ein Peeling auf enzymatischer Basis zu verwenden, um weitere Entzündlichkeiten zu vermeiden.
Sinnvoll und wirksam sind bei der jugendlichen Akne auch Fruchtsäurepeelings, die von einem guten Dermatologen oder einer guten Kosmetikerin durchgeführt werden.

Die Fruchtsäure greift bei der Verhornungsstörung ein, wirkt auf die Talgproduktion und bringt die Haut auch wieder in den sauren Bereich. (Die Haut ist bei Akne oft mehr im basischen Bereich).

Pflege:

Bei der öligen Akneform empfehle ich zur Tages- und Nachtpflege die Verwendung einer Gesichtsmilch oder ein leichtes Fluid. Die Nachtpflege darf hier auch einen geringen Anteil an Fruchtsäure enthalten. Bei der trockenen Akneform nehmen sie bitte auch eine Gesichtsmilch oder ein Fluid zur Tagespflege und vielleicht hie und da ein pflegendes Öl zur Nachtpflege.
Ja, sie haben richtig gehört, Öl bei Akne. Ich habe bisher in meiner Laufbahn noch nie schlechte Erfahrungen mit der Anwendung von Öl bei Aknehaut gemacht. Dies kann auch beruhigende Zusätze enthalten, wie z.B. Lavendel, Manuka, Aloe Vera..., aber auch Nachtkerzenöl hat bei Akne positive Wirkung.
Die Verwendung von Ölen bewirkt hier häufig sogar den Rückgang der hauteigenen Talgproduktion.
Dies sollte auch hier, vor allem bei der trockenen Akneform, immer mit einem Feuchtigkeitsspender kombiniert werden, wie z.B. mit nachfolgend genannten Gelen.
Am besten etwas Feuchtigkeitsspender mit etwas Öl in den Händen vermischen und dann auf das Gesicht, Hals und Decolleté auftragen. Sehr positiv kann sich gerade bei schlimmeren Fällen auch die Verwendung einer Creme mit Fruchtsäureanteil einmal pro Tag auswirken, am besten abends.

Wie bereits bei den anderen Hauttypen erwähnt, unterscheidet man heute Produkte immer seltener nach Tages- und Nachtcreme, sondern kombiniert Produkte eher beliebig nach ihrer Reichhaltigkeit. Die meisten Frauen in Deutschland sind es noch gewohnt, tagsüber die Tagescreme zu verwenden und nachts die Nachtcreme, die etwas reichhaltiger konzipiert ist. Sinn macht das meiner Ansicht nach keinen. Die Haut braucht eher tagsüber Schutz, deshalb sollte die Tagescreme eher etwas reichhaltiger sein und die Nachtcreme nicht so reichhaltig, da in der Nacht der Hautstoffwechsel auf Hochtouren läuft und die Ausscheidungsvorgänge der Haut im Vordergrund stehen.

Außerdem sind wir in der Nacht nicht Faktoren wie Kälte, Wind etc. ausgesetzt, vor denen wir unsere Haut besonders schützen müssten.

Prinzipiell kann aber die gleiche Creme sowohl tagsüber als auch nachts verwendet werden.

Stellen Sie sich ihre Pflegecremes doch einfach so zusammen, wie Sie es persönlich für richtig halten, oder mischen Sie sich bei Bedarf zum Beispiel Cremes unterschiedlicher Konsistenzen miteinander.

Bei einer eher trockenen Akne ist die Verwendung eines Feuchtigkeitsspenders auf Dauer gesehen besonders wichtig, denn so kann der Feuchtigkeitsmangel der Haut wieder ausgeglichen werden.

Dies kann bei einer auch zu Entzündlichkeiten neigenden Haut ein Aloe Vera Gel oder Aloe Vera Spray sein.

Bei einer Haut, die Unreinheiten aufweist, könnte es auch Manukagel sein.

Aber auch eine eher ölige Akneform könnte von solch einem Feuchtigkeitsspender profitieren, obwohl es nicht unbedingt notwendig ist.

Die Inhaltsstoffe der Feuchtigkeitsspender aber, wie z.B. Aloe Vera oder Manuka zeigen auch hier eine entzündungs- hemmende Wirkung.

Als ergänzende Pflege empfehle ich hie und da, d.h. einmal oder zweimal pro Woche eine Packung aufzutragen, die der Befeuchtung, Talgregulierung, der Beruhigung der Haut und der persönlichen Entspannung dienen soll.
Oder man verwöhnt die Haut hie und da mit einer Nachtkerzenölkapsel.
Für den Augenbereich wählt man eine Augenpflege, die Reichhaltigkeit nach den persönlichen Bedürfnissen zufolge.
Lippenpflege ist hier auch ratsam, entweder als Creme oder Balsam.
Mit der Körperhaut der jungen, unreinen Haut verfahren wir auf ähnliche Weise.
Das Reinigungsverhalten, auch auf den Körper bezogen, ist gerade hier von besonderer Bedeutung, um zu vermeiden, dass weitere Entzündungen entstehen.
Vermeiden Sie dennoch auch hier zu häufiges Baden, denn zu heißes Baden ist schädlich für das Bindegewebe. Cremen Sie sich nach dem Baden oder Duschen mit einer leichten Körperpflege oder einem Öl ein.
Beim Baden können Sie unter unterschiedlichen Badezusätzen wählen:
Ein Badesalz (Meersalz hat hier oft sehr positive Wirkung) oder ein basisches Bad z.B. mit Edelsteinen dient der Entschlackung und Mineralisierung, kann aber bei offenen Stellen auf der Haut auch brennen. Andere mögliche Badezusätze wären Bäder mit Inhaltstoffen wie Lavendel, Kamille, etc.

Beim Duschen können sie ebenso wählen zwischen naturkosmetischen Duschgelen im Sommer, Duschgelen oder Duschcremes im Winter.

Danach, also nach dem Duschen oder Baden können Sie sich im Sommer wie auch im Winter mit einer leichteren Emulsion eincremen. Wenn sie gerne ein Körperöl verwenden, dann bitte nicht komplett trockenrubbeln, sondern besonders hier ist es wichtig, sich nach dem Baden oder Duschen den Körper nur kurz abzutupfen, und dann das Öl einzumassieren.
Auch ein Körperpeeling können Sie hie und da durchführen, d.h. ca. einmal bis zweimal pro Woche. Wenn die Haut sehr entzündlich ist, hier bitte nicht peelen oder zumindest sehr vorsichtig.
Besonders gut tut ein Körperpeeling nach dem Urlaub an der Sonne, da die Haut durch die Sonne verdickt ist und durch ein Peeling wieder frischer erscheint.
Durch die Lichtschwiele, die die Haut an der Sonne bildet, kann ein Peeling sogar dringend zu empfehlen sein, um die Verhornungen wieder zu lösen.
Es gibt z.B. Meersalzpeelings, Basische Peelings aber auch mechanische Peelings mit Zellulosekügelchen, etc.
Wählen Sie hier nach Ihrem persönlichen Geschmack.

Die Pflege der reiferen, unreinen Haut

Bevor wir uns Gedanken über die Pflege der reiferen, unreinen Haut machen, definieren wir doch erst einmal: „Was ist eine reifere, unreine Haut, wie fühlt sie sich an, wie sieht diese aus und was sind die möglichen Ursachen hierfür?"
Grundsätzlich kann eine unreine Haut schon anlagebedingt vorhanden sein, d.h. wir bekamen diese Anlage über unsere Vorfahren schon mit auf unseren Weg. Die reifere Aknehaut ist deshalb oft schon als junge Haut unrein gewesen und bessert sich langsam, im Laufe der Jahre. Möglich ist aber auch, dass hormonelle Störungen, wie z.B. nach Einnahme und Absetzen der Pille oder anderen Arten hormoneller Verhütung, Einsetzen der Wechseljahre, und meiner Ansicht nach auch durch die belastenden Stoffe in Kosmetika und andere Umweltgifte die Haut mit akneähnlichen Erscheinungen reagiert. Siehe dazu meine vorherigen Beschreibungen bezüglich der Inhaltstoffe mit Hormonwirkung (Parabene, Phtalate, chemische Lichtschutzfilter, etc.), aber auch unser Trinkwasser ist heutzutage durch die weitgehend verbreitete Einnahme der Pille mit Hormonen belastet (Hormone werden in den Klärwerken nicht aus dem Trinkwasser herausgefiltert). Auch hier wird im Zusammenhang mit hormoneller Belastung des Trinkwassers die immer stärker werdende Unfruchtbarkeit von Männern diskutiert.
Dies sind meiner Ansicht nach die Hauptursachen der immer häufiger auftretenden Form von Spätakne.
Der Unterschied zur jungen Akne ist hier oft, dass die Haut oft sehr trocken ist, eine Behandlung mit Waschgelen, den üblichen Pickelkillern u.a. ist deshalb hier nicht sinnvoll.

Häufig kommt noch psychischer Stress als verstärkender Auslöser hinzu, und so gedeihen Mitesser, Papeln und manches Mal auch Pusteln.

Bei Stress bildet unser Körper Adrenalin, ein Stresshormon, das wiederum Entzündungsreaktionen der Haut auslösen kann.

Oft zeigen sich diese Erscheinungen gerade an den Gesichtskanten des Unterkiefers und ziehen sich oft noch über Hals und manches Mal auch Decolleté hinweg.

Wichtig ist bei dieser Akneform vor allem, Stress zu vermeiden, ein ausgewogener Speiseplan und ausreichend Ruhephasen.

Diese Akneform ist eindeutig schwerer behandelbar als die jugendliche Akne, da zumindest aus medizinischer Sicht meist keine eindeutig klärbare Ursache vorliegt.

Deshalb ist es umso wichtiger hier eine konsequente, den Körper nicht belastende Pflege vorzunehmen, d.h. unbedingt aus dem naturkosmetischen Bereich.

Achtung, bitte denken Sie daran, dass auch hier gilt: „Finger aus dem Gesicht, nicht kratzen und nicht an unreifen Papeln herumdrücken". Die Epidermis ist dünner als ihr denkt, deshalb kann Kratzen und Herumdrücken zu Narbenbildung führen. (Siehe dazu jugendliche und unreine Haut)!

Lesen Sie hierzu bitte unbedingt noch unter „Die Pflege der jungen unreinen Haut" nach und beachten Sie, dass verschiedene Ursachen auch hier in Betracht gezogen werden sollten.

Besonders wichtig ist bei der unreinen Haut wie auch bei der reiferen Akne die Reinigung der Haut.

Achten Sie auf alle Fälle hier besonders auf ihre Ernährung.

Vermeiden sie eventuell auch Milchpräparate, da auch Milchprodukte maßgeblich sein können für die Ausbildung von Akne.

Achten Sie auch auf alle anderen Arten von möglichen Unverträglichkeiten, z.B. Gewürze, Obst (es könnte gespritzt sein), geschwefeltes Trockenobst (kann ebenso Unreinheiten verursachen), Nüsse, etc.

Machen Sie ein – zweimal im Jahr eine Entschlackungskur.

Siehe dazu „Die Pflege der verschlackten Haut".

Lassen sie eventuell ihre hormonelle Situation – auch im Zusammenhang mit der Verhütungsmethode überprüfen.

Bei Akne, deren Ursache in der hormonellen Umstellungsphase der Wechseljahre liegt, kann die zusätzliche Einnahme von Rotkleekapseln sinnvoll sein. Die darin enthaltenen Isoflavone unterstützen sanft und auf natürliche Weise die Hormonumstellung während der Menopause.

Auch Soja hat hormonähnliche bzw. östrogene Wirkung und kann dadurch hier als Nahrung und Nahrungsergänzung empfohlen werden. Ob als Tofu, als Milch oder als Sojaschnitzel tut es hier seine Wirkung.

Die Behandlung der Akne kann sich längere Zeit hinziehen, bis sich die hormonelle Situation und vielleicht auch die persönliche Situation wieder beruhigt hat. Bitte haben Sie Geduld. Gönnen sie sich ausreichend Zeiten der Ruhe und Erholung!

Lassen Sie regelmäßig von einer guten Kosmetikerin die Haut ausreinigen.

Dies verhindert, dass immer tiefere Entzündungen entstehen.

Die Reinigung:

Bei der Spätakne empfehle ich die Verwendung einer Reinigungsmilch mit beruhigenden, desinfizierenden und adstringierenden Inhaltsstoffen, wie z.b. Salbei, Manuka, Hamamelis, Lavendel... Nur in Ausnahmesituationen sind hier milde Waschgele erlaubt, z.b. starkes Schwitzen im Sommer oder stark verunreinigte Haut.
Besonders wichtig ist hier auch die Verwendung eines Gesichtswassers, hier ist etwas Alkohol als Inhaltsstoff (aber bitte Ethanol, also Trinkalkohol und nicht mit DEP denaturierten Alkohol) zur Desinfektion erlaubt und ebenfalls positiv wirken sich Inhaltsstoffe wie Hamamelis, Eichenrindenextrakt, Propolis, Salbei, Lavendel oder Manuka aus.
Zur Abreinigung von Augen-Make Up empfehle ich einen naturkosmetischen Augenmakeup-Entferner

Peeling:

Die regelmäßige Anwendung von Peelings ist hier auf alle Fälle empfehlenswert, ca. einmal pro Woche. Ist die Haut sehr entzündlich, empfiehlt sich eher ein Peeling auf enzymatischer Basis zu verwenden, um weitere Entzündlichkeiten zu vermeiden.
Fruchtsäurebehandlungen beim Dermatologen können manchmal helfen, müssen aber nicht. Bei Spätakne ist der Effekt von Fruchtsäurebehandlungen auf alle Fälle weniger effektiv, als bei der jugendlichen Akne, manches Mal auch negativ.

Pflege:

Bei der Spätakne empfehle ich zur Tages- und Nachtpflege im Sommer eine Gesichtsmilch oder ein leichtes Fluid. Im Winter kann auch ein reichhaltigeres Fluid, eine Creme oder auch ein pflegendes Öl zur Nachtpflege verwendet werden. Ja, richtig, Öl bei Akne ist erlaubt, es kommt eben nur auf das Öl an. Ich habe bisher in meiner Laufbahn noch nie schlechte Erfahrungen mit der Anwendung von Öl bei Aknehaut gemacht. Dies kann auch beruhigende Zusätze enthalten, wie z.b. Lavendel, Manuka, Aloe Vera..., aber auch Nachtkerzenöl hat bei Akne positive Wirkung.

Die Verwendung von Ölen bewirkt hier manches Mal sogar den Rückgang der hauteigenen Talgproduktion und eine Beruhigung des Hautbildes.

Dies sollte aber bei der Spätakne immer mit einem Feuchtigkeitsspender kombiniert werden, wie z.b. mit nachher genannten Gelen.

Am besten etwas Feuchtigkeitsspender mit etwas Öl in den Händen vermischen und dann auf das Gesicht, Hals und Decolleté auftragen.

Wie bereits erwähnt, unterscheidet man Produkte immer seltener nach Tages- und Nachtcreme, sondern kombiniert sie eher beliebig nach ihrer Reichhaltigkeit. Die meisten Frauen in Deutschland sind es noch gewohnt, tagsüber die Tagescreme zu verwenden und nachts die Nachtcreme, die etwas reichhaltiger konzipiert ist. Sinn macht das meiner Ansicht nach keinen. Die Haut braucht eher tagsüber Schutz, deshalb sollte die Tagescreme eher etwas reichhaltiger sein und die Nachtcreme nicht so reichhaltig, da in der Nacht der

Hautstoffwechsel auf Hochtouren läuft und die Ausscheidungsvorgänge der Haut im Vordergrund stehen.
Außerdem sind wir in der Nacht nicht Faktoren wie Kälte, Wind etc. ausgesetzt, vor denen wir unsere Haut besonders schützen müssten.
Prinzipiell kann aber die gleiche Creme sowohl tagsüber als auch nachts verwendet werden.
Stellen Sie sich ihre Pflegecremes doch einfach so zusammen, wie Sie es persönlich für richtig halten, oder mischen Sie sich bei Bedarf zum Beispiel Cremes unterschiedlicher Konsistenzen miteinander.
Bei der Spätakne empfehle ich auf alle Fälle die Verwendung eines Feuchtigkeitsspenders.
Dies kann z.B. ein Aloe Vera Gel oder Aloe Vera Spray sein.
Bei einer Haut, die vermehrt Unreinheiten aufweist, könnte es auch Manukagel sein.
(Aloe Vera Gel ist übrigens auch zur Behandlung von Verbrennungen, Sonnenbrand und Akne geeignet, Manuka Gel hilft bei Akne, aber auch bei Insektenstichen und anderen Entzündungsprozessen)

Als ergänzende Pflege empfehle ich hie und da, d.h. einmal oder zweimal pro Woche eine Packung aufzutragen, die der Befeuchtung und vor allem der Beruhigung der Haut und der persönlichen Entspannung dienen soll.
Oder man verwöhnt die Haut hie und da mit einer Nachtkerzenölkapsel.
Für den Augenbereich wählt man eine Augenpflege, die Reichhaltigkeit nach den persönlichen Bedürfnissen zufolge.

Auch Lippenpflege ist hier ratsam, entweder als Creme oder Balsam, je nach Belieben.

Mit der Körperhaut der reifen Aknehaut verfahren wir auf ähnliche Weise.

Das Reinigungsverhalten, auch auf den Körper bezogen, ist gerade hier von besonderer Bedeutung, um zu vermeiden, dass weitere Entzündungen entstehen.

Vermeiden Sie dennoch auch hier zu häufiges Baden, denn zu heißes Baden ist schädlich für das Bindegewebe, außerdem trocknet es die Haut zu stark aus.

(Die reifere Aknehaut neigt ohnehin schon meistens zu Trockenheit)

Dasselbe gilt auch für zu häufiges Duschen. Cremen Sie sich nach dem Baden oder Duschen mit einer leichten Körperpflege oder einem Öl ein.

Beim Baden können Sie unter unterschiedlichen Badezusätzen wählen:

Ein Badesalz (Meersalz hat hier oft sehr positive Wirkung) oder ein basisches Bad z.B. mit Edelsteinen dient der Entschlackung und Mineralisierung, kann aber bei offenen Stellen auf der Haut auch brennen. Andere mögliche Badezusätze wären Bäder mit Inhaltstoffen wie Lavendel, Kamille, etc.; Auch hie und da ein Ölbad im Winter ist erlaubt.

Beim Duschen können sie ebenso wählen zwischen naturkosmetischen Duschgelen oder Cremes im Sommer, Duschcremes im Winter.

Danach, also nach dem Duschen oder Baden cremen Sie sich im Sommer mit einer leichten Emulsion ein. Im Winter kann die Körperpflege dann etwas reichhaltiger ausfallen, eine reichhaltigere Bodylotion wäre hier denkbar. Wenn sie gerne ein Körperöl verwenden, dann bitte nicht komplett trockenrubbeln, sondern besonders hier ist es wichtig, sich nach dem Baden oder Duschen den Körper nur kurz abzutupfen, und dann das Öl einzumassieren.

Auch ein Körperpeeling können Sie hie und da durchführen, d.h. ca. einmal pro Woche. Wenn die Haut sehr entzündlich ist, hier bitte nicht oder nur sehr vorsichtig peelen.
Besonders gut tut ein Körperpeeling nach dem Urlaub an der Sonne, da die Haut durch die Sonne verdickt ist und durch ein Peeling wieder frischer erscheint.
Manchmal ist es auch so, dass durch die Lichtschwiele, die die Haut an der Sonne bildet, den Hautzustand wieder verschlimmert, insofern ist das Peeling dann unumgänglich.

Es gibt z.B. Meersalzpeelings, Basische Peelings aber auch mechanische Peelings mit Zellulosekügelchen, etc.

Die Pflege der reifen Haut

Bevor wir uns Gedanken über die Pflege der reifen Haut machen, definieren wir doch erst einmal: „Was ist eine reife Haut, wie fühlt sie sich an, wie sieht diese aus und was sind die möglichen Ursachen hierfür?"

Die Haut ist, wie unser Körper auch, einem Alterungsprozess unterworfen. Dieser verläuft von Mensch zu Mensch unterschiedlich, je nach genetischer Veranlagung, Lebensweise (wozu Faktoren gehören wie die Ernährung, Stress, die persönliche Einstellung zum Leben, Verhalten an der Sonne, Genussgifte, Pflege, etc.).
Früher oder später bemerken wir, dass die Spannkraft und Elastizität der Haut nachlässt, die Talgbildung der Haut zurückgeht, die Haut also dann auch immer trockener wird. Mimikfältchen entstehen und werden im Laufe der Jahre immer einschneidender, der Stoffwechsel verlangsamt sich und somit auch die Versorgung der Haut mit Nährstoffen, etc.
Was kann man natürlicher Weise tun, um den Alterungsprozess so langsam wie möglich zu gestalten?
Wichtig ist auf alle Fälle eine gesunde, ausgewogene Ernährung mit am Besten unbelasteten Lebensmitteln. Je weniger wir unserem Körper an Schadstoffen zumuten, desto weniger hat er dann mit Reparaturvorgängen und Entschlackung zu schaffen.
Ausreichend Bewegung an der frischen Luft und etwas Zeit an der wärmenden Sonne zu verbringen, sind auch wesentliche Faktoren für die Gesundheit unserer Haut und unseres Körpers.
Ein sehr einfaches Anti-Aging Mittel ist ein ausreichendes und regelmäßiges Schlafpensum, denn im Schlaf – besonders im

Tiefschlaf – schüttet der Körper ein Hormon aus (somatotropes Hormon oder HGH) das sogenannte Wachstumshormon, das Reparatur- und Verjüngungsprozesse in Gang bringt. Dann ab und an etwas Ruhe, Zeit für sich und seine Hobbys schaffen ein positives Lebensklima, in dem man wieder Kräfte auftanken kann.

Und dann ist da ja noch die Pflege der Haut, mit der man, wenn man die richtigen Pflegeprodukte auswählt, die Haut auch von außen unterstützen kann um den Alterungsprozess zu verlangsamen.

Dabei ist es aber von Bedeutung, vor allem eine konsequente Hautpflege durchzuführen, damit man ein sichtbares Ergebnis erzielt.

Oft werden als „Anti-Aging" Maßnahme Fruchtsäurepeelings empfohlen, um die Regeneration der Haut über die Zellneuproduktion an der Basalzellschicht anzukurbeln.

Ich persönlich sehe diese Anwendungen von Fruchtsäure bei einer reiferen Haut eher widersprüchlich.

Fruchtsäure regt zwar die Haut zur Zellneubildung an, allerdings sorgt diese auch dafür, dass die Haut nicht mehr soviel Talg produziert, was zur Folge hat, dass die Haut mit der Zeit immer trockener wird. Eine trockene Haut – wie wir wissen – altert wiederum wieder schneller.

Hier beißt sich die Katze also in den Schwanz.

Die Auswahl der Produkte empfehle ich nach dem Grundhauttyp auszuwählen, der besteht.

Ist die reife Haut z.B. früher eine Aknehaut gewesen, kann sie nach wie vor Wirkstoffe wie Salbei, Manuka oder Lavendel oder auch Fruchtsäure vertragen, ist die Haut immer schon empfindlich gewesen, würde ich mit Wirkstoffen nach wie vor vorsichtig sein, handelt es sich um eine eher normale Haut, können hier gut Anti-Aging Wirkstoffe zum Einsatz kommen, war die Haut immer schon trocken, so ist nach wie vor Feuchtigkeit ein Hauptpunkt in der Pflege.

Manche empfehlen als Anti-Aging Massnahme die Mimo-Gymnastik, ein spezielles Training der Gesichtsmuskulatur. Hiervon kann ich Ihnen allerdings nur abraten, da durch die Gymnastik und das Training der Gesichtsmuskulatur die Mimikfalten eher noch verstärkt werden, dies ist also absoluter Humbug!

Die Reinigung:

Zur Reinigung empfehle ich die Verwendung einer milden Reinigungsmilch je nach Hauttyp. In Ausnahmesituationen sind hier milde Waschgele erlaubt, z.B. starkes Schwitzen im Sommer oder stark verunreinigte Haut.

Bei der Wahl des Gesichtswassers sollte man darauf achten, dass wenig oder kein Alkohol enthalten ist, da Alkohol die Haut noch zusätzlich austrockenen kann. (Aber bitte Ethanol, also Trinkalkohol und nicht mit DEP denaturierten Alkohol).

Zur Abreinigung von Augen-Make Up empfehle ich einen naturkosmetischen Augenmakeup-Entferner

Peeling:
Die gelegentliche Anwendung von Peelings ist hier auf alle Fälle möglich und ist auch anregender Natur, ca. einmal pro Woche. Ist die Haut entzündlich, bitte kein Peeling verwenden oder wenn dann nur selten ein Peeling auf enzymatischer Basis.

Pflege:

Bei der reifen Haut empfehle ich zur Tages- und Nachtpflege im Sommer eine Gesichtsmilch oder eine Gesichtscreme, je nach Reichhaltigkeitsbedürfnis. Im Sommer wie Winter kann auch ein reichhaltigeres Fluid, eine Creme oder auch ein pflegendes Öl zur Nachtpflege verwendet werden.

Hier können nun vielfältige Anti-Aging Wirkstoffe zur Entfaltung kommen, z.B. Ginseng, Ginko, Vera, Kameliensamenöl, Avocadoöl, Calendula, Kamille, Hibiskusblütenextrakt, etc.

Öle sollten hier aber unbedingt immer mit einem Feuchtigkeitsspender kombiniert werden, wie z.B. mit nachher genannten Gelen, da die Verwendung eines Öles allein auch die Haut austrocknen kann.

Am besten etwas Feuchtigkeitsspender mit etwas Öl in den Händen vermischen und dann auf das Gesicht, Hals und Decolleté auftragen.

Wie auch bei den anderen Hauttypen erwähnt, unterscheidet man heute Produkte immer seltener nach Tages- und Nachtcreme, sondern kombiniert sie eher beliebig nach ihrer Reichhaltigkeit. Die meisten Frauen in Deutschland sind es noch gewohnt, tagsüber die Tagescreme zu verwenden und nachts die Nachtcreme, die etwas reichhaltiger konzipiert ist. Sinn macht das meiner Ansicht nach keinen. Die Haut braucht eher tagsüber Schutz, deshalb sollte die Tagescreme eher etwas reichhaltiger sein und die Nachtcreme nicht so reichhaltig, da in der Nacht der Hautstoffwechsel auf Hochtouren läuft und die Ausscheidungsvorgänge der Haut im Vordergrund stehen.

Außerdem sind wir in der Nacht nicht Faktoren wie Kälte, Wind etc. ausgesetzt, vor denen wir unsere Haut besonders schützen müssten.

Prinzipiell kann aber die gleiche Creme sowohl tagsüber als auch nachts verwendet werden.

Stellen Sie sich ihre Pflegecremes doch einfach so zusammen, wie Sie es persönlich für richtig halten, oder mischen Sie sich bei Bedarf zum Beispiel Cremes unterschiedlicher Konsistenzen miteinander.

Bei den Feuchtigkeitsspendern ist hier z.b. Aloe Vera Gel oder in Spray-Form sehr gut geeignet, da die Aloe ein sehr guter Feuchtigkeitsspender ist. Ein Feuchtigkeitsspender mit Manuka wäre auch möglich als Feuchtigkeitsspender bei einer reifen Haut, die früher eher unrein war.

(Aloe Vera Gel ist übrigens auch zur Behandlung von Verbrennungen, Sonnenbrand und Akne geeignet, Manuka Gel hilft bei Akne, aber auch bei Insektenstichen und anderen Entzündungsprozessen)

Als ergänzende Pflege empfehle ich hie und da, d.h. einmal oder zweimal pro Woche eine Packung aufzutragen, die der Befeuchtung, der Beruhigung der Haut, der Regeneration und der persönlichen Entspannung dienen soll.

Oder man verwöhnt die Haut hie und da mit einer Samenölkapsel.

Für den Augenbereich wählt man eine Augenpflege, die Reichhaltigkeit nach den persönlichen Bedürfnissen zufolge.

Lippenpflege ist hier auch sehr wichtig, da hier auch durch Mimik sehr leicht Fältchen entstehen. Entweder Lippenpflege als Creme oder Balsam verwenden, je nach Belieben.

Mit der Körperhaut der reifen Haut verfahren wir auf ähnliche Weise.

Das Reinigungsverhalten, auch auf den Körper bezogen, ist auch hier von Bedeutung, um zu vermeiden, dass die Haut austrocknet.

Vermeiden Sie deshalb auch hier zu häufiges Baden, denn zu heißes Baden ist schädlich für das Bindegewebe, außerdem trocknet es die Haut zu stark aus. Dasselbe gilt auch für zu häufiges Duschen.

Nach dem Duschvorgang sind Wechselduschen sinnvoll, um der Haut wieder Spannkraft zu verleihen und den Stoffwechsel in Schwung zu bringen.

Cremen Sie sich nach dem Baden oder Duschen mit einer leichten oder reichhaltigen Körperpflege, je nach Belieben oder auch mit einem Öl ein.

Wenn Sie ein Öl verwenden, tragen Sie dies bitte auf die noch feuchte Haut auf.

Beim Baden können Sie unter unterschiedlichen Badezusätzen wählen:

Ein Badesalz (Meersalz hat hier entschlackende und mineralisierende Wirkung) oder ein basisches Bad z.B. mit Edelsteinen dient der Entschlackung und Mineralisierung, kann aber bei offenen Stellen auf der Haut auch brennen. Andere mögliche Badezusätze wären Cremebäder oder Ölbäder, da hier die Rückfettung der Haut auch gleich mit angesprochen wird.

Beim Duschen können sie wählen zwischen naturkosmetischen Duschgelen oder Cremes im Sommer, Duschcremes im Winter.

Danach, also nach dem Duschen oder Baden cremen Sie sich im Sommer mit einer leichten oder reichhaltigeren Emulsion ein. Im Winter kann die Körperpflege insgesamt dann etwas reichhaltiger ausfallen, eine reichhaltigere Bodylotion wäre hier denkbar. Wenn sie gerne ein Körperöl verwenden, dann bitte auch hier nicht komplett trockenrubbeln, sondern gerade hier ist es wichtig, sich nach dem Baden oder Duschen den Körper nur kurz abzutupfen, und dann das Öl einzumassieren.

Ein Körperpeeling zwischendurch wirkt anregend und belebend, da es die abgestorbenen Hautschüppchen entfernt und die Durchblutung der Haut anregt. Einmal pro Woche ist ein Peeling erlaubt, wenn der Hautzustand es zulässt. Wenn die Haut sehr entzündlich ist, hier bitte nicht peelen.
Besonders gut tut ein Körperpeeling nach dem Urlaub an der Sonne, da die Haut durch die Sonne verdickt ist und durch ein Peeling wieder frischer erscheint.
Es gibt z.B. Meersalzpeelings, Basische Peelings aber auch mechanische Peelings mit Zellulosekügelchen, etc.

Die Pflege der verschlackten Haut

Bevor wir uns Gedanken über die Pflege der verschlackten Haut machen, definieren wir doch erst einmal: „Was ist eine verschlackte Haut, wie fühlt sie sich an, wie sieht diese aus und was sind die möglichen Ursachen hierfür?"
Die verschlackte Haut entsteht, wie der Name bereits sagt, durch die Einlagerung von Stoffwechselschlacken, Umweltgiften, etc. in unseren Körper und vor allem in unsere Haut und Bindegewebe. Diese Schlacken können durch falsche Ernährung, z.b. zuviel tierisches Eiweiß, zuviel schnelle Kohlenhydrate, vor allem weißes Mehl, Industriezucker und natürlich auch Genußgifte wie Alkohol etc. entstanden sein. Auch Umweltgifte, die wir mehr oder weniger unfreiwillig und auch unbewusst aufnehmen, werden im Körper deponiert.
Die verschlackte Haut erscheint oft fleckig, vor allem an den Händen zeigen sich verfrüht Altersflecken und die Haut um Po, Beine und Hüften ist durch Zellulite gekennzeichnet, denn diese entsteht u.a. durch Einlagerung von Schlacken in das Bindegewebe.
Um das Hautbild zu verbessern, ist eine Umstellung auf eine ausgewogene vollwertige Ernährung, reich an Gemüse und frischem Obst unumgänglich. Auch die Umstellung auf eine basische Ernährung und Lebensweise ist sehr sinnvoll. Dies erreichen Sie wie bereits oben beschrieben durch eine Ernährung, reich an Basenbildnern wie Vollkornprodukten und frischem Obst und Gemüse, Mineralien, basische Kräutertees, die Zufuhr von Mineralstoffen und Antioxidantien, basische Bädern und Wickel. Weiterhin muss die Ausscheidungsfunktion des Körpers angeregt und unterstützt

werden, Gewebe muss ferner gefestigt werden, was man durch Bewegung und entschlackende Saunabesuche z.B. erreichen kann. Gleichzeitig wird die Festigung und Durchblutung noch unterstützt durch die Anwendung von Bürstenmassagen und Wechselduschen. Auf diese Weise wird der Körper und seine Abwehrkräfte gestärkt und das Gewebe gefestigt.

Zusätzlich empfiehlt sich zur Unterstützung die kurzfristige Einnahme von Siliciumgel, da Silicium oder Kieselerde den Aufbau und die Festigung des Bindegewebe unterstützt. Trinken Sie viel Wasser – am besten kohlensäurefrei oder ungesüßte Kräutertees. Einmal oder zweimal im Jahr ist eine größere Entschlackungskur ratsam.

Hierfür gibt es viele Möglichkeiten. Ich empfehle z.B. basische Entschlackungskuren, Fastenkuren auf Pflanzenbasis oder auch die ayurvedische Panchakarma Kur, die hier in Deutschland aber auch in der Geburtsstätte des Ayurveda, in Sri Lanka angeboten wird. Aber auch andere Fastenkuren oder Entschlackungskuren sind jederzeit denkbar. Am besten plant man diese im Frühjahr oder auch im Herbst ein.

Bei einer verschlackten Haut empfehle ich die kurweise Anwendung von basischen Pflegeprodukten z.B. zusammen mit der Durchführung einer Entschlackungskur, um somit die Ausscheidung von Schlacken zu unterstützen. Nach dieser Entschlackungskur bitte wieder auf die hauttypgemäße Pflege umstellen.

Dies könnte folgendermaßen aussehen:

Die Reinigung:

Hier empfehle ich die Verwendung einer basisch eingestellten Reinigung, die die Haut auf den nächsten Pflegeschritt vorbereitet.
Die Wahl des Gesichtswassers empfehle ich nach dem Grundhauttyp auszuwählen. Wenn im Gesichtswasser Alkohol enthalten ist, achten Sie darauf, dass es sich hierbei um Trinkalkohol oder Ethanol handelt. (Nicht mit DEP denaturierter Alkohol).

Zur Abreinigung von Augen-Make Up empfehle ich einen naturkosmetischen Augenmakeup-Entferner.

Peeling:

Zum Peelen der Haut können Sie je nach Hautzustand beliebige Produkte anwenden. Diese wählen Sie bitte nach vorgehender Beschreibung Ihres Grundhauttyps an. Ist die Haut entzündlich, bitte kein Peeling verwenden oder wenn dann nur selten ein Peeling auf enzymatischer Basis.

Pflege:

Hier empfehle ich als Unterstützung des Entschlackungsvorgangs die Anwendung einer basischen eingestellten Gesichtscreme.
Als ergänzende und unterstützende Pflege rate ich Ihnen hie und da, d.h. einmal oder zweimal pro Woche eine basische Packung aufzutragen, die noch zusätzlich die Ausscheidungsfunktion der Haut unterstützen kann.

(Gegen die Pigmentflecken und Ablagerungen helfen Algenpackungen übrigens hervorragend.

Bitte befragen Sie hierzu eine gute Kosmetikerin!)

Mit der Körperhaut der verschlackten Haut verfahren wir auf ähnliche Weise.

Hier ist die Haut am besten mit einer basischen Duschcreme zu reinigen oder ein basisches Bad zu wählen, das den Ausscheidungsvorgang des Körpers und die Entschlackung noch zusätzlich ankurbelt.

Für das Bad sollte man sich aber ausreichend Zeit nehmen, so dass die Ausscheidungsvorgänge optimal verlaufen können (ca. 45 bis 60 Minuten).

Unter der Dusche kann gleichzeitig noch ein basisches Körperpeeling ca. ein bis zweimal pro Woche ergänzend wirken.

Den Abschluss der Körperpflege bildet die basische Körperlotion, die die Haut in ihrer Selbstregulation anregt und ernährt.

Nach der Entschlackungskur können Sie wieder auf die naturkosmetische Linie umsteigen, die ihrer Haut am besten entspricht.

Die Pflege der Männerhaut

Bei der Pflege von Männerhaut gelten grundsätzlich die gleichen Regeln wie vorher beschrieben.

Der einzige Unterschied ist, dass Männerhaut etwas dicker ist, als die Haut der Frau.

Männer mögen auch häufig eher leichtere Produkte als reichhaltige.

Auch der Naturkosmetikmarkt bietet spezielle Produkte für Männer an.

Diese Produkte sind dann von der Beduftung meist etwas herber und von der Konsistenz etwas leichter.

Es spricht aber überhaupt nichts dagegen, dass Männer die gleichen Produkte verwenden, wie Frauen.

Deshalb bitte ich alle Männer unter den Leserinnen und Lesern die vorher genannten Hauttypen zu beachten und ihre Pflege entsprechend vorzunehmen.

Die Pflege der Couperosehaut

Die Behandlung der Couperosehaut ist zum Teil noch sehr umstritten.
Um genauer festzulegen, wie eine Couperosehaut zu pflegen ist, müssen wir deren Entstehungsweise genauer betrachten.
Die Couperose selbst zeichnet sich durch kleine sichtbare Blutgefäße im Gesicht aus, die der Haut dann eine kupferrote Färbung verleihen.
Couperose kommt aus dem französischen und bedeutet Kupferfinne.
Diese sichtbaren Blutgefäße und Kapillaren resultieren häufig aus einer familiär veranlagten Bindegewebsschwäche.
Die Couperose ist aus medizinischer Sicht nicht immer eindeutig trennbar von der Rosazea, einer ähnlichen Hauterkrankung, die mit Gefäßerweiterungen, sogenannten Teleangiektasien einhergeht.
Zu vermeiden sind in beiden Fällen Nahrungsmittel, die gefäßerweiternd wirken, wie z.B. Kaffee, Alkohol, scharfe Gewürze.
Heftige Temperaturwechsel beeinflussen das Hautbild ebenso negativ. Deshalb sind Saunagänge nicht besonders förderlich, aber auch Spaziergänge in eisiger Kälte und anschließend starke Überhitzung, wie z.B. durch starke Sonneneinstrahlung, Solarium, etc. sind weniger positiv.
Bei der Pflege der Couperosehaut gelten grundsätzlich die selben Pflegeempfehlungen wie bei der sensiblen Haut.
Vermeiden Sie hier vor allem stark durchblutende Wirkstoffe wie z.B. Arnika, Brennessel und Algen. Alle Hautirritationen, sei es durch zu starke Reinigungsvorgänge, Peeling, Austrocknung der Haut, Duftstoffe, etc. sind zu vermeiden.

Verwenden Sie keine Kosmetika auf Paraffin- oder Silikonbasis.

Wirkstoffe, die sich bei Couperose positiv auswirken sind Weihrauchextrakt, Allantoin, Panthenol, Kamille, Mäusedorn Extrakt, Calendula, Aloe Vera und Zink und Nachtkerzenöl.

Beim Make-Up ist darauf zu achten, dass es nicht zu reichhaltig ist, um eine Quellung der Haut und somit die Anfälligkeit der Haut zu erhöhen.

Die Pflege der Haut bei perioraler Dermatitis

Die periorale Dermatitis ist eine Entzündungsreaktion der Haut im Bereich von Mund und Nase. Sie ist gekennzeichnet durch leichte Rötungen, kleine Pusteln etc.

Die periorale Dermatitis entsteht meist in Stresssituationen vornehmlich bei Frauen, die sehr gerne und sehr viel pflegen.

Da die herkömmlichen Kosmetika aber stark mit Stoffen durchsetzt sind, die die Haut irritieren, kann dies in einer Stresssituation dann eben auch zu einer perioralen Dermatitis führen, da gerade in einer hektischen Phase nicht nur unsere seelische Barriere, sondern auch unsere Hautbarriere angeschlagen ist. So können dann Bakterien leichter in die Haut eindringen und zur Entzündung führen.

Deshalb ist darauf zu achten, beide Barrieren, die seelische und die der Haut wieder aufzubauen.

Gönnen Sie sich hier regelmäßig Auszeiten, kommen Sie zur Ruhe, entspannen Sie.

Pflegen Sie ihre Haut mit Naturkosmetik im Sensitivbereich.

Für die geröteten Stellen um Mund und Nase empfehle ich zusätzlich die Anwendung einer Zinkpaste am Abend, die wirkt hier meistens Wunder.

Aus medizinischer Sicht gesehen sind hier Cortisoncremes nicht angezeigt, da diese eher die Entzündungsreaktion noch verschlimmern.

Mediziner verschreiben hier meistens ein Antibiotikum, meistens Erythromycin zusammen mit einer Zinkpaste.

Wenn Sie konsequent sparsam pflegen, wie oben beschrieben, kann je nach Ausmaß aber die Zinkpaste schon ausreichend sein, um die Dermatitis zum Abheilen zu bringen.

Die Ratgeber und Tipps in diesem Buch wurden von mir durch meine Berufserfahrung sorgfältig erarbeitet und erwogen. Eine Garantie oder Haftung der Autorin bzw. des Verlags für Personen-, Sach- oder Vermögensschäden ist dennoch ausgeschlossen.

Quellennachweise:

Literatur

1) Dr. Henrich, Ernst, 2002, Paraffine in Kosmetika, KI-Magazin vom 11/2002, Kosmetik International Verlag GmbH

2) Vgl. 2004 Öko-Test, Die große Kosmetik-Liste Nr. 01, 15. November 2004, Seite 70/71

3) Reich, Ingo, Handelsblatt, 4.11.2002, Handelsblatt GmbH

4) Produkte/F&E/Marken : 23.01.2006, The Asahi Shimbun 2006

5) dpa, Die Welt, Axel Springer AG, Montag 12.01.2004, Seite 27

6) vgl. Öko-Test, Die große Kosmetikliste Nr. 01, 15. November 2004, Seite 64/65

7) ebenda

8) Vgl.Knieriemen, Heinz; Pfyl, Paul Silas; Kosmetik-Inhaltsstoffe von A-Z, AT-Verlag Baden und München 2. Auflage 2006, Seite 128

9) Öko-Test, Die große Kosmetikliste, 15.11.2004, Seite 44

10) Vonarburg, Barbara, Tagesanzeiger; 2002-04-23, Seite 42

11) Vgl. Prof. med. Zander, Rolf, KI-Magazin, Forschung und Entwicklung, Kosmetik International Verlag GmbH, 7/98 zitiert nach Dr. Baumann Kosmetik, Bestandteil eines Rundschreibens
12) Vgl. Dr. med Mauch, Walter, Die Bombe unter der Achselhöhle, Bettendorf Verlag, 8. Auflage 2007

13) Verband der Reformwaren-Hersteller (VRH) e.V., Broschüre Neuform

14) BDIH, Bundesverband deutscher Industrie- und Handelsunternehmen für Arzneimittel, Reformwaren, Nahrungsergänzungsmittel und Körperpflegemittel e.V., Richtlinien

15) EcoCert Cosmetics Certification

16) IHTK Richtlinien

17) NaTrue Label Kriterien

18) Demeter Richtlinien

Bilder

1) Medicom Pharma GmbH, http://www.medicom-pharma.de/Die-Haut-Spiegel-der-Seele--250d1o747.html 2008, 26.12.2008

Nachwort

Nachdem nun alles ausgesprochen und gesagt ist, was gesagt werden musste, hoffe ich, dass mein Buch viele zum Nachdenken und zur Überprüfung festgefahrener Ansichten anregt und auch vielen Menschen ein Leitfaden für eine gute und gesunde Hautpflege sein wird. Ich hoffe, dass viele aus diesen Worten genauso viel lernen können, wie ich aus anderen Büchern und Erfahrungen, Tätigkeiten und durch Versuch und Irrtum.

Es lag weder in meiner Absicht, jemanden durch meine Worte zu verletzen, noch pauschal irgendeine Berufsgruppe anzugreifen. Dennoch gibt es Parallelen in Berufsgruppen und darin allgemeine Entwicklungen, die nicht positiv für die Allgemeinheit und den Verbraucher sind. Diese Missstände müssen aufgezeigt und beseitigt werden. Möge dies alles zu einer sinnvollen Entwicklung in der Kosmetikbranche beitragen.

Ich wünsche allen Lesern alles Gute für Ihre Haut!!!